MANAGEZ VOTRE SANTÉ

Jeanne COUROUBLE

MANAGEZ VOTRE SANTÉ

Illustrations d ' Alexandre Coutelis

FIRST inc.

DU MÊME AUTEUR

Aux Éditions Marabout, 1982
CRÉER SA SOCIÉTÉ

Aux Éditions Marabout, 1986-1987
DEVENEZ VOTRE PROPRE PATRON

11, villa Thoreton, 75015 Paris
ISBN 2-87691-017-9

Joyeuse santé aux lecteurs de ce livre, et à tous ceux qui, dans les coulisses, ont offert leur expérience, leurs conseils ou leur amitié...

Les malades interviewés
Les grands managers et les têtes pensantes
Les médecins spécialistes et expérimentés

Les membres de COMMUNICATION ET FUTUR
Le Palais des Congrès de LILLE

Les journalistes et amis de bon conseil

Le personnel du centre APOGÉE
L'équipe de CONCERTO INTERNATIONAL

Tomy, Fany.

PRÉFACE

Il y a 2 raisons d'être malheureux dans sa vie : l'amour et la santé. 2 raisons, jamais 3...

Or, quelle énergie consacrons-nous à les conquérir ou les défendre ? Curieusement, les domaines les plus essentiels sont ceux qui nous préoccupent le moins...

Jusqu'au jour où...

La perte de l'un ou l'autre fait réaliser le paradoxe.

« *Ah... combien j'y tenais... Si j'avais su...* »

Ce livre entre vos mains clame votre parti pris de savoir. Quel heureux choix !

Puisse ce « savoir » trouver sa continuité dans le « vouloir » ; votre bon vouloir pour votre bonne santé...

Voici quelque deux cents pages qui vous veulent du BIEN, qui vous feront du bien, si VOUS LE VOULEZ...

Telle est déjà la volonté de leur auteur et la mienne !

Jeanne Courouble, pour vous convaincre, a déployé la grande séduction du style : alerte, sain et vitaminé...

Vous devriez dévorer ce livre.

Elle l'a écrit avec boulimie :

tout voir, tout savoir, tout comprendre, pour mieux vous faire partager...

Vous devriez retrouver l'énergie et la vitalité en vous.

Elle en déborde, menant de front

— ce livre « MANAGEZ VOTRE SANTÉ »,

— la conception/rédaction publicitaire au sein de son agence : ROSE,

— la création d'objets promotionnels à CONCERTO INTERNATIONAL.

Vous devriez apprendre à vous chouchouter un peu.

L'amour d'elle-même, elle connaît ! Pour mieux se défoncer intellectuellement, elle se préserve physiquement.

Pour écrire ce livre, elle a choisi de s'installer à APOGÉE, le centre de bien-être que j'ai créé près de LILLE.

Après un jogging, les idées courent mieux.

Après un sauna, un bain bouillonnant ou une douche au jet, elles sont plus fluides, l'encre coule avec plus de facilité.

Ce livre reflète mon expérience et mes convictions sur la santé avec sensibilité, humanisme et humour...

Je vote pour... Il vote pour vous, pour votre vitalité, pour votre bonheur !

BONNE ET JOYEUSE SANTÉ

Le Docteur Philippe Van den Bulke

LA SANTÉ VAUT-ELLE LA PEINE D'ÊTRE VÉCUE ?

LA SANTÉ VAUT-ELLE LA PEINE D'ÊTRE VÉCUE ?

Admettons : la vie vaut la peine d'être vécue.

Je sais, ça n'est jamais qu'un postulat.

Je me pince, tu te griffes, vous vous mordez... je sens, tu souffres, vous constatez : nous conjuguons le verbe « vivre »...

Vous vivez, m'encourageant, sous peine de devoir vous offrir trois tomes pour le prix d'un, à ne pas remettre en cause ce grand principe.

Eh oui, la vie vaut d'être vécue, que la peine soit en prime ou non...

La peine commence avec les misères, petites misères ou grosses tortures infligées à notre Être, fait de sang, de chair et de très chers sentiments.

Avez-vous remarqué : les maladies d'enfance précèdent bien souvent les chagrins d'amour... ?

Le corps a ses priorités.

La vie aussi.

Elle n'accorde son trophée qu'à un seul tiercé gagnant : c'est C.C.C.

CORPS, CŒUR, CERVEAU...

L'ordre ou le désordre sont laissés à l'appréciation et aux convictions de chacun. À vrai dire, si vous n'êtes pas spécialiste du classement, n'hésitez pas, rangez le tout sous la rubrique SANTÉ.

Et... ouvrons le dossier !

LE TRIANGLE D'OR

Le triangle d'or :
En son sein : la santé

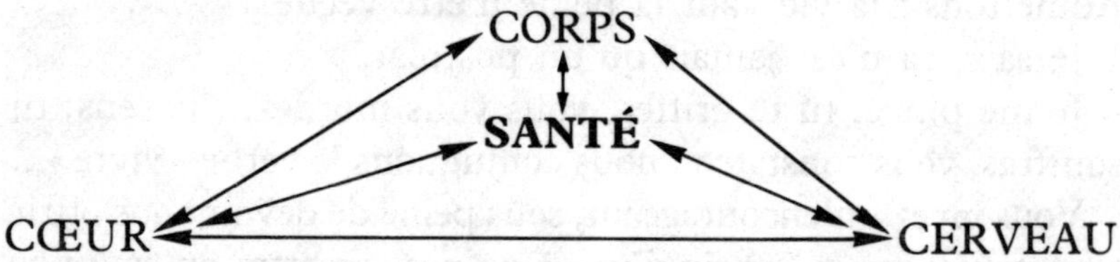

Ce triangle d'or*, supposé irradier notre vie, nous le cherchons dans le partenaire idéal : beau, intelligent et sensible, n'est-ce pas ?

Cours toujours, va...

Et si c'était vous... vous ou moi ?

Si c'était l'Être le plus cher qui soit : soi, soi-même...

Y a-t-il de plus sûrs investissements ? Rentables à tous les instants et pour longtemps. Que vous le vouliez ou non, votre Être vous colle à la peau. Pour traverser la terre, votre vie, vous n'avez droit qu'à une navette, à un seul corps.

Superbe véhicule qu'est ce corps. Dommage, il n'est pas livré avec un carnet d'entretien. Hélas, il n'est pas assuré tous ris-

* Concept traité dans le magazine PSYCHOLOGIES.

ques. Trois fois hélas, il est souvent moins bichonné que sa propre voiture!

Pourtant, lui aussi accuse les kilomètres.

Un moteur tout beau, tout neuf, qu'on ne prend pas le temps de roder. C'est bien connu : la première moitié de sa vie se passe à courir derrière le temps, la seconde derrière sa propre santé.

Alors là, on regarde dans le rétro : « Si j'avais su... »

En fait, on savait, on sait...

Des livres sur la santé? Il en existe à vous la démolir. Vous pourriez consacrer à leur lecture plus de nuits qu'il n'y en aura jamais dans votre existence!

Alors que se passe-t-il? Sommes-nous, lecteurs, trop stupides, ou...

Ces livres, très bien faits, proposent des recettes extraordinaires pour

être en forme, performant, attirant...

vieillir vieux, tout en restant jeune...

manger plein, tout en restant mince...

Bref, lisez, appliquez et vous serez...

D'autres, moins bien faits, imposent les dix commandements de la santé :

tu ne boiras pas,
tu ne fumeras pas,
tu ne veilleras pas,
tu n'aimeras qu'à la prochaine,
de sexe ne jouiras,
point trop te gaveras,
de sucre ne mangeras,
de viande n'abuseras,
tu ignoreras le *farniente*,
de te flageller tous les matins, tu n'oublieras...

OK... merci, ça va pour moi. On tourne la page.

Quoi de neuf dans ce livre ?

EH BIEN, LA NOUVEAUTÉ C'EST VOUS...

L'art et la manière dont vous vous glisserez entre ces lignes, dont vous prendrez conscience, qu'en amont de tous les miracles, il y a VOUS avec la décision que vous prendrez — ou non — de VOUS intéresser à VOUS-MÊME.

Sans VOUS, sans vie, les meilleures recettes ne sont qu'emplâtres sur jambe de bois, les trucs-santé deviennent des traquenards...

La seule question qui vaille la peine d'être posée, la voici : « La santé vaut-elle la peine d'être vécue ? »

— « MA santé vaut-elle la peine d'être vécue ? »

Question à se poser dans l'intimité de son Être ?

Question à faire rebondir à la face de tous.

NOTRE SANTÉ : UN DEVOIR NATIONAL

Avant même de voter, le premier devoir du citoyen n'est-il pas d'entretenir sa forme ? À quoi ressemblerait le cocorico national de poulets frileux, gavés et à moitié plumés ?

La santé plume les contribuables.

Les patrons aussi.

Savez-vous que dans le bâtiment les charges sociales s'élèvent à 110 % du salaire de l'ouvrier ? Ne dit-on pas : quand le bâtiment va, tout va... A l'inverse, faudrait-il considérer que rien ne va plus ?

Le budget national tourne aux alentours de 1 000 milliards et celui de la Sécurité sociale de 1 200 milliards.

Est-ce bien suffisant d'ailleurs ?

33 milliards et demi de déficit prévus pour la Sécurité sociale en 1988...

NOTRE SANTÉ : UN DEVOIR NATIONAL

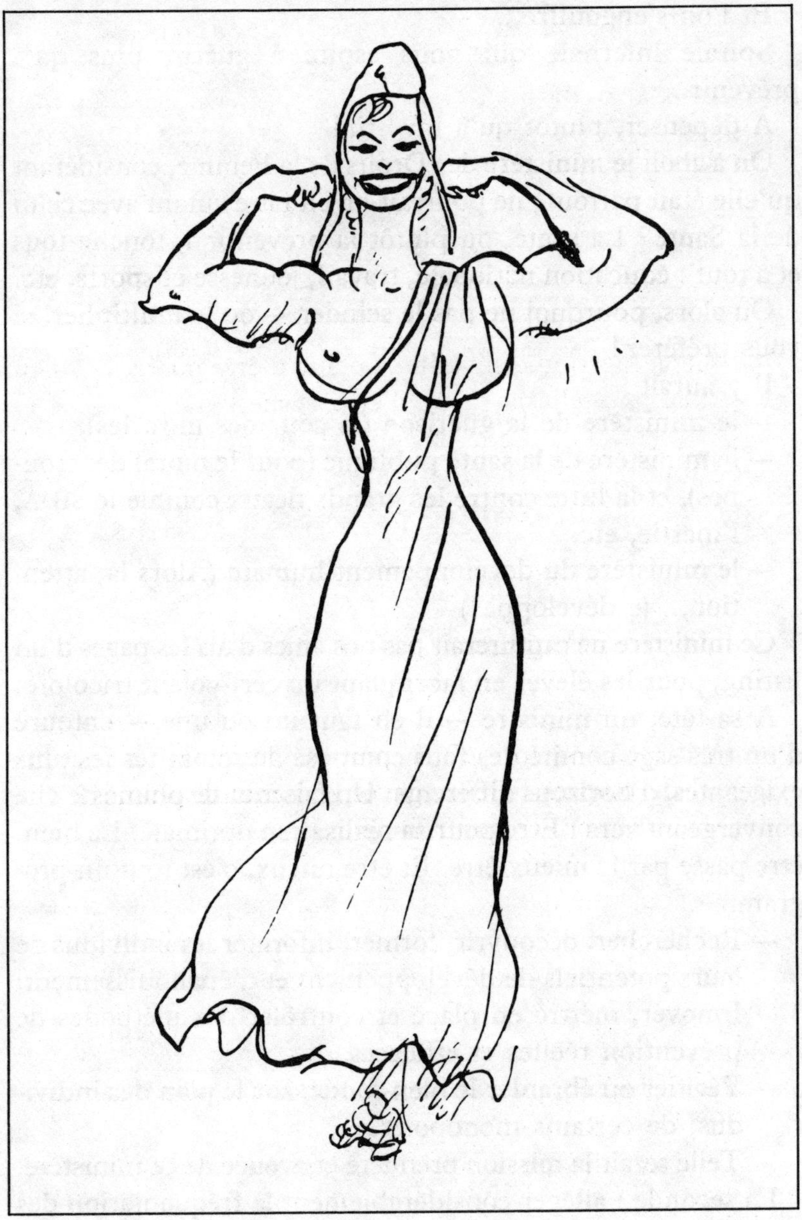

Quel gouffre ?

Et l'on s'engouffre...

Spirale infernale qui nous aspire à guérir, plus qu'à prévenir...

À dépenser, plutôt qu'à investir !

On a aboli le ministère des Droits de la Femme, considérant qu'elle était partout ; ne pourrait-on en faire autant avec celui de la Santé ? La santé, ou plutôt la prévention, touche tous et à tout : éducation nationale, travail, jeunesse et sports, etc.

Ou alors, pourquoi ne pas le scinder — ou le multiplier, si vous préférez !

Il y aurait :

— le ministère de la guérison (la cour des miracles),
— le ministère de la santé publique (pour le moral des troupes), et la lutte contre les grands fléaux comme le SIDA, l'inertie, etc.
— le ministère du développement humain (Alors là, attention... je développe !)

Ce ministère ne capturerait pas nos âmes dans les pages d'un listing, pour les élever en fabriquant un cerf-volant tricolore.

A sa tête, un ministre — il en faut un ou une — entouré d'un très sage comité des fous composé de sommités les plus exigeantes, d'horizons différents. Un faisceau de points de vue convergeant vers l'Être pour sa réalisation optimale. Le bien-être passe par le mieux-être. Et être mieux, c'est tout un programme.

— Rechercher, découvrir, former, informer les individus de leurs potentiels de développement et d'épanouissement.
— Innover, mettre en place et contrôler des méthodes de prévention réelles et efficaces.
— Vérifier ou ébranler le bien-fondé, sur le plan des individus, de certains monopoles.

Telle serait la mission première et avouée de ce ministère.

La seconde : alléger considérablement la fréquentation des

hôpitaux, l'absentéisme dans les entreprises, le travail et les budgets du ministère de la guérison, et...

Halte à l'utopie.

À défaut d'être aidé, entouré, éduqué dans la PRÉVENTION de la santé, décidons d'être des individus sains, libres et responsables. Peut-être l'exemple portera-t-il pour les générations à venir.

Quittons ces points de vue généraux, forts de cette certitude. Sur le plan économique : la santé de notre pays, notre santé valent la peine d'être vécues.

Petit détour par la politique, circonvolutions... On tourne, on tourne et rarement on plonge dans les abîmes de l'âme...

Pourtant à la question :

MA santé vaut-elle la peine d'être vécue?

Quiconque mieux que chacun peut répondre.

Les alibis économiques ou sociaux n'influencent pas en profondeur nos comportements.

L'éducation? Peut-être...

Et là, force est de crier :

« Haro sur l'éducation judéo-chrétienne »...

HARO SUR L'ÉDUCATION JUDÉO-CHRÉTIENNE

Au commencement du monde était la jouissance... Une petite pomme, juste assez mûre, vint troubler l'ordre des choses. Dommage... Un peu plus tard, dans ce verger désenchanté tomba du ciel une pléiade de dieux... Par bonheur, ils ne cultivèrent pas la monotonie. Chacun avait sa spécialité. On invoquait l'un ou l'autre de façon souvent contradictoire. La nature complexe de l'homme y trouvait son compte.

Mais tout cela faisait un peu fouillis : un dieu de la chasse, un dieu de l'amour, un dieu du tonnerre... *Il est temps de mettre bon ordre dans tout cela*, pensa le Créateur.

Et Jésus, doux Jésus, vint enquêter. On ne lui laissa pas le temps de nous comprendre. A trente-trois ans, on l'avait déjà renvoyé là-haut...

À vrai dire, ce qu'il avait à nous proposer, ressemblait de très près à notre triangle d'or.

Il incarnait le corps, envoyé par Dieu le père au grand cœur, inspiré par le cerveau du Saint-Esprit.

Seulement, le monde était en proie à une vague de simplification. On ne retint qu'un Dieu. Et déboulèrent alors les ravages du monothéisme.

Tant qu'à n'avoir qu'un Dieu, autant l'avoir bon ! Impossible qu'il nous condamne tous à perpétuité. On inventa alors le pardon.

La méthode était simple :

« *Scinde ta vie en deux colonnes et classe sous le chapitre du Bien ou du Mal tes paroles, tes pensées et tes actions. Fait ce qu'il te plaît... enfin pas trop ! Tiens ta comptabilité, ne montre surtout pas la colonne du Mal à ton voisin.*

Trop de plaisir qui n'est pas son plaisir, ça pourrait le rendre envieux et il perdrait un point.

— Pourquoi ? répondit l'innocent.

— Fais un peu attention, je t'ai déjà dit que l'envie était un vilain défaut.

Mais ne t'inquiète pas, on va s'arranger. Passe régulièrement chez un de mes experts, tu le reconnaîtras, il n'a pas de plaque sur la porte, mais lève les yeux au ciel — au passage tu penseras un peu à moi — il exerce là sous un clocher... Avoue-lui tout et il convertira le Mal en Bien.

— Merci mon Dieu...

— Ah, au fait... Lorsque tu arrêteras tes comptes avec la vie, dis-lui de passer te donner un coup de main, c'est important... Si tu veux que je te réserve une place là-haut. »

Mon Dieu, merci, vous ne nous avez pas trop mal réussis, nous devrions nous en sortir... Pardon, pour ces pitoyables interprétations humaines. Grâce vous soit rendue pour votre céleste commandement :
« *Tu aimeras ton prochain comme toi-même.* »
« *Toi-même* » as-tu dit ?
— *Tu as raison, il est des fins de phrases douces. On gagne à les écouter !*

La méthode était pratique : on l'utilise encore de nos jours :

« *MON DIEU, DONNE-NOUS AUJOURD'HUI NOTRE SANTÉ D'HIER, PARDONNE-NOUS NOS OFFENSES À L'ÉQUILIBRE DE NOTRE CORPS. AINSI SOIT-IL !* »

La méthode est-elle réaliste ?

Bonne mère Nature prend à son compte les petits écarts ; mais, grand dieu, pas les grosses maladresses... Pour absoudre cinq kilos de trop ou trente ans de mauvaises postures, elle vous infligera un satané purgatoire. Mieux vaut tracer votre parcours santé dans le droit chemin, quitte à aller respirer la noisette au gré de l'inspiration.

Les bonnes habitudes ne sont pas plus dures à prendre que les mauvaises. Les dés sont jetés, me direz-vous. Mais est-ce réellement VOUS qui les avez lancés ? Peut-être pouvez-vous reprendre votre jeu ?

Les dés étaient pipés par l'éducation judéo-chrétienne.

La maladie, tant redoutée, ressemblait à une punition du ciel.

Rebouteux, guérisseurs et sorciers avaient le pouvoir de la faire s'envoler en fumée. Normal, ils sortaient tout chauds des enfers.

Non, la maladie devait être refoulée par un exorciste, un

vrai, appelé médecin. Et la médecine progressa. Les puissances du bien, de la science et du travail permirent de découvrir les miracles du corps humain, la sagesse de la prévention.

Dommage, la peur du médecin s'était installée dans les esprits. La peur ou tout au moins le refus du médecin en période prospère.

Quand ira-t-on voir son médecin :

— « Bonjour Docteur, tout va bien, que faire pour que ça dure ? »

La santé, la prospérité s'entretiennent pourtant plus facilement qu'elles ne se récupèrent.

Dernier coup de vice du judéo-christianisme : la méfiance à l'égard du corps.

Entre la glaise qui, par la grâce divine, nous façonna et la poussière qui sera notre dernier lot, la transaction prend bel et bien figure humaine, offrant à notre âme le plus précieux écrin qui soit : le corps.

Au nom de quoi l'écrin de notre âme devrait-il faire écran aux plaisirs de ce monde ?

Assez de ce cinéma, vivons que diable...

Boycottons les à priori.

QUE GAGNERAIS-JE A VIVRE MA SANTÉ ?

— un corps sain, alerte et beau
— un cerveau sain, vif et clair
— un cœur sain, serein et riche.

Un optimisme à toute épreuve, une performance accrue, une attirance vers la réussite, un penchant vers le bien-être...

Belles promesses.

Que Ferais-je de tant de Bonheur, de tant de Succès?

Comment vivre dans les vertes prairies et les champs de pâquerettes et de coquelicots, moi qui flippe en humant pour la trente-sixième fois les Fleurs du Mal de Baudelaire, me saoûle avec Gainsbourg : paroles, musique, volutes et whisky compris.

— *Un dernier fond de Black and White?*

— *Personne n'est tout blanc, ni tout noir, n'est-ce-pas?*

— *Affirmatif.*

— *Le fond, toucher le fond...*

Le talent ne naît-il pas de la torture?

L'amour ne s'exacerbe-t-il pas avec l'alcool?

La communication ne passe-t-elle pas mieux autour des plaisirs de la table?

Et de pénétrer dans la jungle des Faux-Fuyants...

— *C'est vrai, je m'occuperais bien de ma petite santé :*

Oui mais, je n'en ai pas besoin...

Aujourd'hui, ça roule tout seul!

— *Ah oui, et pour longtemps?* répond l'avocat du diable.

— *C'est vrai, je m'occuperais bien de ma petite santé.*

Oui mais, un effort me coûterait trop, *en plus, payer de ma personne, et le prix de ces trucs diététiques, des inscriptions en salle de sports et tout le tralala!*

— *C'est vrai, je m'occuperais bien de ma petite santé :*

Oui mais, je n'ai pas le temps...

Plus tard, si plus tard!

— *Et vous croyez qu'il ne sera pas trop tard?*

— C'est vrai, je m'occuperais bien de ma petite santé : Oui mais, à quoi ça sert ?

Je ne suis pas sur terre pour me priver !

— Bien vu, mais être privé de santé, ne serait-ce pas la plus pénible des privations ?

FAITES VOTRE COMPTE

La santé vaut-elle la peine d'être vécue ? « Cliniquement », dans la colonne de gauche, sont disséquées les raisons de verser du mauvais côté.

MA SANTÉ AUJOURD'HUI... ÇA ROULE TOUT SEUL !
UN EFFORT ME COÛTERAIT TROP ; DE TOUTES LES FAÇONS, JE N'AI PAS LE TEMPS ET JE NE SUIS PAS SUR TERRE POUR ME PRIVER !

Que celui d'entre nous qui ne s'est jamais laissé aller à prononcer, ne serait-ce qu'une fois, tout ou partie de telles stupidités, soit loué !

Il est des choses plus faciles à dire qu'à penser !

À la réflexion, ces arguments faciles se démontent d'eux-mêmes.

Je vous propose donc de vous y livrer dans la colonne de gauche.

Pour vous aider à vous pencher sur le sujet, vous y trouverez une série de questions, libre à vous d'approfondir !

REPRENONS	et	RÉFLÉCHISSONS
MA SANTÉ		Quel synonyme donnez-vous au mot santé ? *exemples :* vitalité, réussite, bien-être, performance, harmonie, longévité, sexualité, etc. Ce synonyme traduit-il quelque chose de désirable ? oui non
AUJOURD'HUI, ÇA ROULE TOUT SEUL		Bravo, mais répondez honnêtement : plus vous roulerez, mieux ça ira ou n'auriez-vous pas intérêt à vous offrir le luxe d'un peu d'entretien ?
UN EFFORT ME COÛTERAIT TROP		Qui mérite une priorité dans vos investissements ? Écrivez-le noir sur blanc : VOUS ? ou un bien matériel ?

(enterrerez-vous votre voiture, ou est-ce elle qui vous enterrera ?)

Quel retour d'investissement pouvez-vous escompter, à court, moyen et long terme ?

Estimez-vous plus important le coût financier de la santé ou celui du manque de santé ?

DE TOUTES LES FAÇONS, JE N'AI PAS LE TEMPS

Visualisez-vous, montre en main, devant le même travail, un jour de pleine forme ou de gueule de bois ?

Sincèrement, où trouveriez-vous le temps de vous soigner s'il le fallait ?

S'épargner l'infarctus, n'est-ce pas parfois la meilleure façon de gagner 20 ans d'un coup ?

La santé est-elle vraiment chronophage ?

N'êtes-vous pas astreint à respirer, manger, vous déplacer? Faut-il plus de temps pour le faire correctement?

JE NE SUIS PAS SUR TERRE POUR ME PRIVER

Vous avez raison, offrez-vous ce qu'il y a de suprême, mais connaissez-vous un *nec plus ultra* que celui de la santé*?

* (dans les sens définis par vous plus haut)

N'est-il pas un peu obsolète — avec tout le respect que je vous dois — d'envisager la santé en termes de privation?

Voulez-vous connaître la prodigalité des sens exacerbés de vitalité?

Pour quelles raisons, vous priveriez-vous du plaisir de jouir de votre corps?

Avez-vous envie de goûter à l'harmonie d'une tête bien balancée?
D'un cœur riche?

Votre volonté est souveraine. Déterminez d'après vos réponses, si vous voulez signer un pacte avec vous-même, votre santé... Sinon, demandez le remboursement de ce livre à la Sécurité sociale ou classez-le tout de suite dans votre armoire à pharmacie !

Un jour peut-être...

Il y a un temps pour tout.

À vous les lâcheurs, je l'accorde ; la santé pour la santé, vaut peu ou pas la peine d'être vécue.

Ce n'est pas une fin en soi...

À tous ceux qui s'accrochent : sachez que

LA SANTÉ EST MÈRE DE TOUS LES PLAISIRS, DE TOUS LES SUCCÈS, DE TOUTES LES RÉUSSITES. IL EST DOUX D'Y SACRIFIER QUELQUES VICES !

LA SANTÉ POUR QUOI FAIRE ?

Hommage à l'envers de la Vie

Ne Dilapidons pas ce qui nous est Prêté !

La Santé pour Atteindre ses Objectifs.

Votre Portefeuille D'objectifs Constitue votre Portefeuille Santé

Responsable ou Pantin ?

La Santé Permet D'atteindre vos Objectifs ; vos Objectifs, de Garder la Santé...

La Santé pour Réaliser un Projet de Vie.

Créez votre Étoile du Berger.

Votre Projet de Vie et Votre Santé sont Liés.

La Santé pour être Libre.

LA SANTÉ POUR QUOI FAIRE ?

HOMMAGE À L'ENVERS DE LA VIE !

L'une disait avec raison :

— « *Bains de siège froids et chandelle remettent LA SANTÉ EN PLACE.* »

L'autre pensait avec sagesse :

— « *Marcher sur les mains* » remettrait peut-être LA SANTÉ À SA PLACE.

Marcher sur les mains : pas tant pour le sang qui afflue à la tête que pour le paysage... Voir le monde à l'envers, le secouer, secouer... renverser la situation puis se hisser sur la pointe des pieds pour voir loin, très loin, voilà un bon détour pour positionner l'essentiel !

Ne voulant jouer de mauvais tour à ses lecteurs, ni même embarrasser son éditeur — vous imaginez : dans quel sens imprime-t-on un chapitre à lire la tête à l'envers ? — elle décida de poser la question à l'envers de ce que l'on attendait...

LA SANTÉ POUR QUOI FAIRE et non quoi faire pour la santé ?

Que faire pour avoir la santé ? Nous y viendrons à point. Le docteur Van den Bulke nous donnera consultation. Après tout, que les impatients le rejoignent directement au chapitre suivant.

Que ceux qui restent avec moi dans la salle d'attente, sachent qu'on ne va pas feuilleter des vieux *Jours de France* ni des *Point de Vue/Images du Monde* défraîchis.

Nous allons tenter de répondre à la question FONDAMENTALE :

La santé pour quoi faire ?

NE DILAPIDONS PAS CE QUI NOUS EST PRÊTÉ !

Or, la vie nous est « prêtée ». Rien que ça, eh oui !

En matière de prêt, votre banquier vous le dira : tout se résume à peu près en ces catégories :

— Le cash.

— Le court terme.

— Le moyen terme.

— Le long terme...

Le cash : c'est l'immédiat. Je mange du chocolat, donc je suis...

Le court terme : c'est le bien-être. J'ai mangé du chocolat mais je n'ai pas bu de whisky, donc demain je n'aurai pas la gueule de bois...

Le moyen terme : ce sont les objectifs. Je veux...

Le long terme : c'est le projet de vie. Je suis (du verbe être)...

Ajoutons à cela ce qu'aucun banquier n'a jamais volontairement accordé : l'au-delà : ainsi soit-il...

Les deux premières étapes, l'aujourd'hui et demain, à la lumière de cette nouvelle religion qu'est « l'ici et maintenant », posent peu ou pas de problèmes.

Mais en matière de santé, quel crédit faire à cette religion ?

Une succession d'instants sans cesse renouvelés, n'est-ce pas un torrent d'énergie gaspillée ?

Pensez plutôt que les grands fleuves aiment les petites rivières ! Un courant de vie, un projet de vie, vous aspire... Et de jaillir tous les jours et de partout des petites sources de santé, de vitalité. Ainsi coulent les jours heureux...

Pour en arriver là : de deux choses l'une...

Ou VOUS FONCTIONNEZ D'OBJECTIF EN OBJECTIF et vous vous bornez à la réalisation de l'un, puis de l'autre, et de l'autre encore...

Vous naviguez à vue, de cap en cap...

Ou loin devant vous, vous regardez la ligne d'horizon et vous fixez dans ce sens les bornes obligatoires...

Casse-cou dans le premier cas, bravo dans le second...

Pourquoi casse-cou ? En fait, il va vous falloir déployer des trésors d'imagination pour surfer d'objectif en objectif en gardant l'équilibre et la motivation intacts.

Cela a-t-il trait à la santé ?

Bien sûr, pour manager votre santé vous devez MANAGEZ VOS OBJECTIFS. Si vous vous trouviez en PANNE SÈCHE, vous risqueriez le creux de la vague : DÉPRIME, ULCÈRE, CANCER et... toutes ces autres réjouissances dues au stress ! Nous en reparlerons...

La Santé pour Atteindre ses Objectifs

Un conseil : fixez-vous dans des domaines différents des objectifs non contradictoires. Pour ne pas dilapider votre capital santé, constituez-vous un portefeuille d'objectifs variés.

Misez sur plus d'un titre... Les bons d'état proposent Travail, Famille, Patrie... Mon ABC : Amour, Business, Children...

Et le vôtre ?

Une fois les domaines choisis : déterminez avec sang-froid et précision vos objectifs.

Pour les enfants, ce pourrait être l'entrée en classe primaire de la petite (septembre), l'apprentissage du vélo (durée non déterminée), le succès de la première boum de l'aîné (juin). Pour le business : la couverture d'une grosse échéance (mars), la reprise de votre huitième entreprise (dépend du cocktail travail/génie/opportunité), l'excellence d'une étude (à remettre dans quinze jours). En amour — pudeur oblige — je vous laisse imaginer sachant que la conquête est davantage liée à l'objectif, l'état amoureux au projet de vie...

Bref, gérez le tout avec vigilance. Vous ne devez JAMAIS ÊTRE À DÉCOUVERT. *Votre PORTEFEUILLE D'OBJECTIFS constitue votre PORTEFEUILLE SANTÉ...*

Le porteur d'objectifs est une race très développée chez les décideurs. Il se reconnaît facilement. Il porte une paire d'ailes dans le dos et, sur les yeux des espèces d'œillères. Non qu'il ait une vue trop étroite des choses, tout simplement il n'en voit qu'un côté : le bon. Celui qui le mène là où il veut aller.

En ce sens, il donne une petite claque aux vilaines tracasseries de la vie. À ces pernicieuses maladies, qui mettent à l'amende d'un jour ou deux de repos forcé. À ces états d'âme qui perturbent les petits matins.

Bien sûr, il va se lever. Au réveil, d'ailleurs, il pratique une bonne vieille MÉTHODE : la prière à Émile COUÉ. Il a « à faire » aujourd'hui. Il y arrivera, il VEUT y arriver. Allez.. debout pour un bout de chemin ou plutôt deux !

Double jeu de l'objectif : réducteur (ou simplificateur) et propulseur... Double réalité : en son sein le meilleur et le pire...

Choisissons le meilleur et boycottons le pire : donner par des objectifs un sens à ses actions, en gardant avec vigilance un bon sens à sa vie.

Il n'y a pas trente-six solutions. Il va falloir vous respecter un peu si vous voulez DURER... La performance peut s'atteindre autrement qu'au mépris de soi.

À se noyer dans la vie professionnelle, on s'assèche dans la vie personnelle. Et comment se ressourcer alors ? Comment irriguer sa créativité ? D'ailleurs, vous qui tirez sur la corde pour réaliser vos objectifs, réfléchissez... Êtes-vous sûr de n'être pas qu'une bonne ficelle... Celle de celui à qui servent ces fameux objectifs. Marionnettiste expert, il en joue, vous manipule : vous, votre tacite complicité, votre fichu orgueil, votre farouche volonté, votre séduisant extrémisme...

RESPONSABLE OU PANTIN ?

Que demande-t-on à un cadre ?

- De la compétence, du savoir-faire.
- De la disponibilité totale (les horaires s'adapteront aux nécessités — ou exigences — de la fonction). Par curiosité, ressortez votre contrat de travail...
- De la mobilité (il sera amené à voyager).
- De la partialité au bénéfice de l'entreprise ou de l'institution qui l'emploie.

Bref, c'est une courroie motrice de développement. Comme toutes les courroies, il est soumis à des tensions. Tensions ou stress...

Foncer, résister, tel est son défi au bon sens. Avec ce petit supplément de tempérament dont il est doté, ça passe, ça passe... jusqu'au jour où ça casse.

Inutile d'en arriver là. Orchestrez, harmonisez. Allegro à l'individu. Crescendo à l'entreprise !

Votre rythme biologique est le meilleur. Sachez l'écouter. Servez-vous de votre corps comme caisse de résonance à vos initiatives.

De la santé et de l'objectif, il en va de même que de l'œuf et la poule. L'important est de rentrer dans le cycle, dans la ronde.

La Santé Permet d'Atteindre vos Objectifs ; vos Objectifs, de Garder la Santé...

La Santé pour Réaliser un Projet de Vie

Sur terre, il en est toujours UN, plus audacieux ou plus malin que les autres pour prendre le leadership...

Allez parler aux étoiles, elles vous diront :

— « *Chez nous, c'est est UNE ! Une petite étoile de rien du tout, faite pour un humble berger. Mais que voulez-vous, ce qui brille au loin vous attire ! Tous les moutons de la terre fascinés la suivent ! Le star system a envahi le royaume du ciel !* »

Ainsi, dans la Voie lactée de nos objectifs, un halo de lumière céleste nous guide. Céleste ou divine, selon nos croyances !

Cette lumière, comme dans l'univers cosmique, dépend d'un système. Le système des valeurs.

Dur d'établir ses propres valeurs ! Et pourtant... Avez-vous déjà pris le temps de réfléchir à l'essentiel ? Sans valeurs, pourquoi courons-nous, nous agitons-nous de la sorte ?

« Arrêtez le monde, je veux descendre » clamaient les soixante-huitards ! A raison d'ailleurs, il fallait une pause, une petite pause pour faire tomber les barricades d'idées reçues, lancer un pavé dans le y-en-a-marre du matérialisme, hisser des valeurs en haut d'échelles pour en porter plus haut le flambeau...

Cette pause, je vous la propose ici et maintenant. Prenez un crayon et construisez votre échelle de valeurs. C'est curieux comme on sèche au départ, hein ?

Concentrez-vous... Les valeurs sont les qualités qui rendent une femme ou un homme digne de ce nom. Le monde digne de tant d'affairement, de tant de tournis !

Vous y êtes...

Passons à la deuxième étape :

Contrôlez : ces valeurs vous ont-elles été transmises en héritage, sont-elles des idées reçues, des à priori ou découlent-elles de votre propre vision de la vie, de vos convictions profondes ?

Triez et éliminez ce qui ne vient pas de vous.

Hiérarchisez le fond du panier.

Troisième étape :

Positionnez-vous.

Êtes-vous en cohérence avec votre propre système de valeurs ?

De là, découlent votre bien-être, votre confort...

Lesquelles vivez-vous au quotidien ?

Quatrième étape :

Créez votre devise personnelle. Cette devise va devenir votre propre étoile du berger. Fini vous aussi de jouer les moutons et de puiser dans la sagesse populaire des modèles de vie faits par d'autres.

Votre devise éclaire votre vie. Elle a le goût de l'essentiel. Idéal pour couper court aux affreux dilemmes, aux pertes de temps saugrenues. Elle garantit votre efficacité, votre authenticité, votre santé. Ne vous en privez pas. Matérialisez-la et suivez-la... La santé est-elle autre chose que l'harmonie avec soi et le monde ?

CRÉEZ VOTRE ÉTOILE DU BERGER :

1. — Établissez votre échelle de valeurs.
2. — Contrôlez, triez et hiérarchisez celles qui émanent de vos convictions profondes.
3. — Donnez à chacune d'elles un indice de cohérence avec votre vécu.
4. — Créez votre devise.

Et vivez en paix...

Votre devise image et concrétise votre projet de vie...

Votre projet de vie et votre santé sont liés.

LA SANTÉ POUR ÊTRE LIBRE...

Eh oui, vous manager, qui courez après les autres d'un rendez-vous à l'autre ; après le mirage, d'un avion à l'autre ; après le temps, d'un instant à l'autre et... sans cesse !

Savez-vous qui vous court après ? Vos pairs, c'est normal, pour faire des affaires, il vaut mieux se croiser ! Eux aussi courent et pas forcément dans le même sens... Alors !

Qui d'autre encore ? Les journalistes, alors là bravo ! Vous êtes franchement un coureur hors pair. Généralement, ils préfèrent courir devant !

Et puis ? Un carrousel de minables. Ils croient faire pleuvoir une manne de dollars en baisant l'ombre de votre attaché-case !

Et encore ? Une ronde d'admirateurs ou d'admiratrices. Tant mieux, un certain regard aide à avancer, à courir même et plus vite encore !

Et... votre famille ? Bien sûr vous avez choisi la femme (ou l'homme) la plus intelligente... Elle a vite compris le manège. Un peu vénale, elle sauve les biens et joue le jeu. Autrement, elle sauve les siens et se barre !

Et... votre santé ? Ah, elle... Elle vous barrera la route si vous continuez à ce rythme !

Au fait, vous au volant de cette équipée infernale, savez-vous que de la turbo à la charrette à bras au fauteuil roulant, il n'y a souvent qu'un petit infarctus, un feu grillé...

Et ils clignotent les feux... Petite douleur par-ci, malaise par-là. Bien sûr, vous en faites votre affaire. Comme toutes les autres, d'ailleurs, pas le temps de s'appesantir dans le business ! Et ça passe, tout passe, jusqu'au jour où ça casse...

Votre corps plus fort que vous... Il vous condamne ou vous commande le repos. Sans gants cette fois. Il se venge... Tant d'années bafouées !

— «*Allez... couché !*»

L'heure est venue de vous torturer, de vous ficeler au lit, de vous y anéantir, de vous brimer à table, de vous agenouiller devant les vôtres pour qu'ils vous servent !

Finie la belle liberté !

Les prouesses de la médecine, votre émouvant repentir ou les ardentes prières vous remettront peut-être sur pied. Accro à vie à des petites pilules de rien sans lesquelles c'est vous, vous qui n'êtes plus rien...

Vous, le brillant manager, gouverné quotidiennement par 2 grammes 30 de tranquillisants...

Mourir jeune et en pleine forme, vous supporteriez encore, mais l'aliénation, la décrépitude... Ça non !

Une constante chez les malades interviewés...

— «*Si c'était à refaire ?*

— Eh oui, bien sûr... On profiterait avec gourmandise de la vie, des loisirs... On ferait la part belle aux affaires. Mais on calmerait un peu le jeu ! Le corps rival dans la course, fini... Au contraire, on s'associerait, c'est sûr ! En bonne gestion prévisionnelle, il aurait fallu y penser avant !»

À vous, les nantis de la santé, ne dilapidez pas votre capital... Empruntez des itinéraires de bison fûté... Le tout est de savoir où vous voulez aller... TROUVEZ VOTRE LUMIÈRE !

LA SANTÉ VUE DE L'AUTRE CÔTÉ

MONSIEUR LE CANCER
Le point de vue du Docteur Van den Bulke

MONSIEUR L'INFARCTUS
Le point de vue du Docteur Van den Bulke

MADAME LA SPASMOPHILE
Le point de vue du Docteur Van den Bulke

MONSIEUR L'ULCÈRE
Le point de vue du Docteur Van den Bulke

MADAME L'OBÈSE
Le point de vue du Docteur Van den Bulke pour maigrir

LA SANTÉ
VUE DE L'AUTRE CÔTÉ

La santé côté jardin, ou côté cour ?

Côté fleuri ou côté gris ?

Valse hésitation : la maladie illustre-t-elle la santé ?

Comment révéler pleinement l'autre en occultant l'une ?

Je veux vous offrir les champs les plus verts : ils poussent à l'ombre d'épouvantails. Je veux vous offrir les chants les plus beaux : ils sont les plus désespérés.

Alors voilà je vous offre, ou plutôt, ils et elles vous offrent courageusement leur expérience, leur maladie.

Puisse-t-elle éviter à la plupart d'en faire les frais et aux autres de s'y enfermer !

Discrétion oblige, vous ne reconnaîtrez les aimables interviewés qu'à la maladie qui les touche. Les entretiens ici traduits respectent scrupuleusement les événements vécus par l'intéressé.

Loin de nous l'idée de vous présenter un répertoire complet des variations d'une même maladie...

Plutôt la gamme des sentiments éprouvés face à ces atteintes. Les questions qu'elles posent.

Pour vous chers amis lecteurs. Cadeau de cette authenticité qui interpelle...

Voici ces serpents qui sifflent sur vos têtes...

MONSIEUR LE CANCER

Conférence par-ci, visite par-là et cocktails de-ci de-là... Lorsqu'on est en province, président d'un tribunal de commerce, patron d'une entreprise de 160 personnes, les mondanités, si on n'y prend garde, vampirisent votre planning, consument votre vie privée. Pas question avec une épouse charmante, et 6 enfants !

— « *L'art de gérer son temps passe par celui de savoir décliner les invitations intempestives.* »

Intempestive, elle l'était cette invitation-là... Irrespectueuse même ! C'était l'invitation à la mort... Elle parvint le 26 janvier 1987, mais la date de la morbide rencontre n'était pas fixée : « cancer du poumon à évolution lente ».

Bilan : inopérable... « Tant mieux, avec un peu de temps devant nous, on s'en sortira ! »

Restait à être soi-même opérationnel : honorer les premiers rendez-vous : les rayons X. Puis rentrer dans la danse douloureuse et macabre de la chimiothérapie avec l'envie et la force de faire triompher la vie !

Facile à dire...

Mais à vivre ?

— « Bien sûr ce fut le choc. Je traînais depuis presque un an des petits problèmes de gorge. Suffisamment désagréables pour que je m'arrête de fumer ; un peu trop persistants... M'est alors venue l'idée de consulter un O.R.L., puis deux, puis trois...

Leurs points de vue convergeaient : Passer de deux paquets de cigarettes par jour à rien ou presque... c'était ma volonté, pas celle de mes muqueuses qui se rebellaient. Je souffrais donc de muqueuses en stress !

Rien de grave... Jusqu'au jour où la médecine du travail

décela une « petite anomalie » dans la radio de mes poumons. Et là, tout s'enchaîna très vite jusqu'au scanner et au verdict : cancer.

Cancer : que de précautions oratoires autour de ce mot !

Repérer, identifier et nommer l'ennemi est pourtant la première stratégie de lutte.

Il en fallait d'autres. La stratégie familiale se mit immédiatement en place. Quel team de supporters extraordinaires !

Impossible de démissionner devant tant d'amour, de bonne volonté et de lucidité ! N'empêche que personnellement, c'est très dur, déroutant même... Je me suis fait aider. J'ai participé à un stage de développement personnel. Cela m'a permis de me positionner par rapport à la maladie.

Un peu plus tard et plus sûr de moi, j'ai informé mes collaborateurs. Quelle équipe revitalisante ! Je continue de travailler entre les pénibles séances de soins.

Moins je pense à ce cancer, mieux je me porte...

La panacée, c'est le golf.

L'esprit au vert, aucune pensée grise ne m'effleure.

Que ceux qui pratiquent, comprennent !

D'ailleurs j'ai pris une grande résolution : quand je serai guéri — car je guérirai — je consacrerai plus de temps à mes loisirs ! »

Le point de vue du Docteur Van Den Bulke

Dommage, d'avoir perdu quelques mois dans le diagnostic de la maladie... Médecine de masse rime parfois avec efficace. En voici une preuve. La radio systématique a permis le dépistage.

40 cigarettes par jour et la santé s'envole en fumée. Comment pratiquer à ce niveau la prévention ? Ce n'est que lorsque le corps se dérobe qu'on réalise la vie en tant que capital à défendre. Investir son énergie à vivre plutôt qu'à survivre, ne serait-ce pas un meilleur calcul ? Pour renverser la tendance, l'expérience est de peu d'utilité.

Les motivations négatives ne fonctionnent que sur fond de catastrophe. Pour stimuler positivement la jeunesse, inutile de se transformer en oiseau de malheur, mieux vaudrait parler de bien-être, de pleine forme, de la jouissance procurée par l'oxygène !

Le patient a pris son problème à bras-le-corps. En parfait manager, il l'a positionné sur le triple plan :
- du cœur, avec sa famille,
- du corps, avec les soins,
- du cerveau, mentalement aidé par son stage.

Sur un trépied aussi solide, il assiéra plus sûrement sa guérison. De tout cœur...

MONSIEUR L'INFARCTUS

« *Je voudrais mourir en troussant une mignonne ou en torchant une bécasse.* » rêvait un libertin, lieutenant de louveterie, directeur général d'une grande école de commerce...

Erreur dans le scénario : journée torride, concert, petite fiesta d'après-spectacle... Comme dans les bons films bien franchouillards, on boit, un petit rosé, une bière... Il fait chaud, on rigole de bon cœur !

De bon cœur ou... Vers 2 heures du matin, Monsieur-l'infarctus-qui-s'ignore-encore rentre chez lui...

L'humeur vire... « *Je réalise que je n'ai que quatre heures à dormir si je veux respecter mes engagements matinaux ! Ces saloperies ingurgitées commencent à me donner mal au cœur. Vont-elles se transformer en cocktail Molotov... On dirait que je vais exploser, mon cœur bat plus vite, j'ai une barre en travers de la poitrine, un espèce d'étau. Après tout, c'est de ma faute...* »

Se faire violence, il sait... lui qui est descendu dans les mines dès l'âge de quinze ans.

« *Allez, debout, tu n'es pas de la race des mauviettes... Un petit verre d'eau et ça va s'arranger !* »

Ainsi commence le va-et-vient de la chambre au réfrigérateur, en passant par l'escalier... Il sort même se promener avec son chien vers 4 heures. Décidément, il ne sait pas dormir, il a mal !

À bout, il appelle le médecin. « *En une demi-heure, ils sont tous là. Le Samu, les pompiers, le frère et la belle-sœur... L'un bondit sur moi armé d'une seringue, l'autre se lance dans un électrocardiogramme et le troisième me met sous perfusion. Sirène... je ne sais où je vais, je ne sais plus trop où je suis. Où je suis d'ailleurs m'est bien égal...*

Dans mon demi-délire, je demande à ce qu'on me ramène chez moi. En fait, je veux alors mourir en paix ! »

Heureusement la mort offre à ses fantasmes une seconde chance ! Huit jours plus tard, il s'en sort. Les réjouissances ne sont pas finies pour autant. Un triple pontage est programmé le mois suivant.

Ses impressions : « *Je suis athée, mon heure venue, je partirai et avec le sourire de préférence ! L'alerte a été bénéfique. Elle m'a remémorée mon vieux pari : à vingt ans, j'avais décidé de bosser ferme les deux tiers de ma vie professionnelle, puis de décrocher progressivement à partir de cinquante ans.*

J'en ai cinquante-deux. Je n'ai pas vu le temps passer. Maintenant merci, j'ai compris la leçon, je vais sélectionner mes activités selon le bon plaisir qu'elles m'apportent.

Ce qui doit arriver, arrivera. Je préfère mourir que survivre à moitié et tant pis si c'est à la chasse en torchant une bécasse... Au moins ça éviterait le stress de la partenaire » !

Le point de vue du Docteur Van Den Bulke

Les maladies cardio-vasculaires tuent 10 fois plus que les accidents de la route... L'infarctus touche plus de 200 000 personnes par an et provoque près de 50 000 décès annuels.

La cardiologie a merveilleusement avancé ces dernières années. C'est tant mieux, car la maladie aussi, malheureusement ! Elle grignote maintenant des tranches d'âge plus jeunes qui n'étaient pas ou peu touchées autrefois.

Elle conquiert même les femmes !

Les principaux facteurs de risque sont :

- le tabac,
- l'hérédité,
- le cholestérol,
- le diabète,
- l'obésité,
- le stress

et... la sédentarité.

Les risques peuvent être limités par une bonne hygiène de vie et des bilans réguliers. Ne vous en privez pas...

Tirons pour leçon qu'une douleur ressemble à un clignotant sur un tableau de bord. Il faut alors au plus vite essayer d'en déceler la cause. Le fameux « ça va s'arranger » n'arrange généralement que son auteur. Il gagne un petit sursis avant de regarder la vérité en face. Sursis parfois cher payé...

La survie du malade dépend souvent de la rapidité de l'hospitalisation.

MADAME LA SPASMOPHILE

« Alternance d'éclaircies et d'averses » annonçait la météo ce jour-là, comme presque tous les jours d'ailleurs.

De fait, sourires et pleurs furent au rendez-vous. Madame la spasmophile avait le goût du temps, de l'époque même !

Le soleil jouait avec la pluie, les cascades de rires rebondissaient sur les torrents de larmes, au loin, on apercevait un arc-en-ciel.

Lumineux et inaccessible.

Les couleurs de la vie, là, inaccessibles...

Inaccessibles pour elle, pas pour les autres ! Elle soupçonnait que vivait sous sa voûte multicolore, une énorme colonie de gens heureux.

Mais pas elle :

— *Moi, je suis différente. Dès que tout va, rien ne va plus... Je me dis que ce n'est pas possible. Que ça ne va pas durer... Alors, je suis envahie d'une espèce de désarroi. Un raz de marée insurmontable.*

Bien sûr, je pleure... mais je suis sèche à l'intérieur. D'une infinie sécheresse. Ma gorge ressemble à un étau. Je n'ai même plus de salive à avaler. D'ailleurs qu'est-ce que je saurais avaler ?

Tout a commencé vers l'âge de six ans. Je refusais de m'alimenter. Mon père le prenait très mal, il était cuisinier ! Ma mère s'angoissait. Moi, je persistais... J'ai vécu ainsi ingurgitant le minimum vital jusqu'à quatorze ou quinze ans. Malgré tout, j'étais une enfant heureuse. Je m'entendais bien avec ma sœur que j'admirais. Elle était brillante. J'avais l'impression, moi, que je n'y arriverais jamais.

J'en ai pris mon parti. Je déteste les m'as-tu-vu. Je ne me vante jamais. La seule personne à qui je parle de tout, c'est mon mari.

Nous nous entendons très bien. Encore que parfois, je ne puisse pas faire l'amour avec lui. Je voudrais bien, mais je ne peux pas. Quand mes angoisses me reprennent, je suis trop concentrée sur moi-même. J'ai trente-deux ans, nous voudrions avoir des enfants. Mais en suis-je capable? Je doute, je doute de tout, je voudrais si bien faire...

Je ne veux pas paraître. Je déteste commander. Professionnellement, j'ai fait mon petit trou, comme une souris. Ils ne m'attraperont pas avec des promotions, de l'avancement... Même si le fromage est appétissant.

Plus tard, oui, plus tard, je ferai alors carrière.

Quand je serai guérie, mais je ne suis pas malade vous savez...

Allez savoir!

Le point de vue du Docteur Van Den Bulke

Rares, ils se croient tous rares, uniques et isolés, ces quatre millions de Français à vivre les douleurs du monde ! Français ou plutôt Françaises, la spasmophilie aime davantage les femmes !

Des femmes en tout genre, défaitistes ou fonceuses, avec une trame commune : l'angoisse.

Elles sont prolixes à énumérer le cortège des symptômes qui les assaillent : palpitations, gorge serrée, nœud à l'estomac, troubles de la vue, fourmillements divers, pertes de connaissance... J'en passe et des moins bonnes...

Bref, tous ces maux, regroupés sous le vocable de « tétanie » ou de dystonies neurovégétatives.

La spasmophilie peut être latente ou donner lieu à des poussées ou à des crises. Selon qu'une grande vague de stress submerge ou non l'individu qui porte la maladie en lui.

Les naufragés de la tétanie se noient alors dans des petits riens.

Maladie de civilisation, cousine germaine de l'hystérie. (Une parenthèse pour vous dire que le mot hystérie a pour origine le mot « utérus » en grec et en latin...) Leur parenté tient à ce que les symptômes ressentis n'ont pas de traduction physiologique ou anatomique...

Aux confins du psychique et de l'organique, liée à la fine régulation du système nerveux sympathique et parasympathique, la spasmophilie se prévient en évitant les stress nocifs (fuite énergétique d'ordre familial, professionnel ou écologique) ou en modifiant la manière dont on réagit à ces agressions. Elle se guérit par un travail de développement personnel fortifiant une self-image positive et éliminant la mémoire négative toujours prête à s'ouvrir en cas de conflit.

Ne tombez pas dans le piège cache-misère des tranquillisants ou anxiolytiques divers. Préférez le soutien physique et doux des oligo-éléments, du calcium et du magnésium, ou laissez-vous tenter par l'acupuncture !

MONSIEUR L'ULCÈRE

Se laissant aller à d'intimes convictions Sarah Bernhardt qui savait se jouer des mots, se joua de l'amour, ou plutôt des maux d'amour : L'amour, c'est d'abord un coup de cœur, puis un coup d'épingle et enfin un coup d'éponge...

Pour MONSIEUR L'ULCÈRE ce ne fut pas le coup fatal, mais un de ces sacrés coups auquel il jura que l'on ne l'y reprendrait plus...

Après six ans de mariage, sa femme part couler des jours heureux avec un autre.

« — Ce qui lui a pris ? Je ne sais pas...

Pour moi, c'était totalement imprévisible.

Il paraît que j'aurais dû m'en douter ! Du côté de la sagesse populaire, ne dit-on pas que les femmes sont imprévisibles... Pour moi, notre mariage était beau et harmonieux... Je gagnais bien ma vie. C'est vrai, j'y mettais le prix.

Je travaillais beaucoup, « trop » à ses dires.

Quand elle disait « trop », je comprenais « tu es un héros, tu n'es pas obligé d'en faire autant pour nous ». Moi, ça m'amusait de bosser, de prendre du galon, je continuais donc de plus belle.

En fait « trop », c'était vraiment « trop » pour elle, je l'ai compris après. Quand du jour au lendemain, je me suis retrouvé seul avec mon fils de quatre ans et ma fille de deux ans. Je l'aimais. Je les aimais.

Il fallait tenir le coup. Elle reviendrait. Il ne fallait en parler à personne et tout pourrait redémarrer comme avant.

Me voilà dans la peau de Mère Courage, assumant sur tous les fronts. Le coq fier avec mes collaborateurs, la mère-poule avec les enfants, l'affreux renard avec moi-même. À la nuit tombée, la maisonnée endormie, je rôdais autour de la bouteille de whisky. Parfois la même deux soirs de suite, jamais plus, ça me suffisait pour lui régler son compte... Je souffrais contre elle et pour moi. Je me mis à faire des plans d'enfer.

Elle reviendrait et alors ce serait moi qui la quitterais.

Trois mois plus tard, elle est revenue chez nous. J'avais gagné... Gagné quoi ? Quelques mois de sursis pour la famille. Nous reprîmes nos petites habitudes. Le footing du dimanche. Entre deux foulées je fus foudroyé de douleur.

Diagnostic : perforation d'ulcère du duodénum, péritonite aiguë.

Verdict : intervention immédiate sous peine de mort dans les six heures + un bon mois de convalescence + une procédure de divorce entamée à cœur ouvert...

Voilà, c'était il y a quatre ans. Je suis à nouveau heureux. J'attends autant de la vie mais moins de ceux qui m'entourent. Fini le grand romantisme. Je ne suis pas parfait, pourquoi les autres le seraient-ils ?

Ai-je voulu culpabiliser et punir ma femme ? A y réfléchir deux fois, le plus puni d'entre nous, ce fut moi. Je me suis mutilé physiquement, pour donner écho à ma douleur affective. J'ai dit avec mon corps ce que je ne pouvais dire avec mon orgueil : la souffrance. »

Le point de vue du Docteur Van Den Bulke

Voilà un des miracles du stress. En grand *Zorro* des situations difficiles, sur son cheval de bataille appelé adrénaline, il masque les vrais problèmes qui se développent sous cape, si on n'y prend garde...

Il faut les é-l-i-m-i-n-e-r. Les faux-fuyants ne font que repousser l'échéance. Ceux qui en usent craquent presque systématiquement quelques mois plus tard, au moment où ils s'y attendent le moins, en période de relâchement.

Moralité : rien ne sert de crâner, il faut soigner à point... Que le soignant soit votre meilleur ami, votre conseil, votre psychologue ou votre médecin...

Parlez, é-l-i-m-i-n-e-z.
Contre-attaquez par le sport, é-l-i-m-i-n-e-z.
Le sommeil, sans tranquillisants, et é-l-i-m-i-n-e-z.
Je vous donnerai plus loin les recettes.

Elles ne se cuisinent ni à l'alcool, ni au whisky...

Stressez, buvez = stressez, craquez...

Inutile d'interpréter le fameux « Buvez, é-l-i-m-i-n-e-z »... Ça ne marche qu'au Vittel !

MADAME L'OBÈSE

1 m 71 - 89 kilos

Depuis RUBENS, on n'avait pas fait beaucoup mieux...

La grâce et la graisse cohabitent harmonieusement.

— *Quand avez-vous voté pour cette cohabitation?*

— *A vrai dire jamais. Plus fort que ça, je n'ai quasiment jamais réalisé que j'avais grossi. 17 kilos en sept ans. Ils m'ont enveloppée comme un bon manteau bien chaud. A chaque hiver, je rajoutais une épaisseur.*

— Et maintenant, vous envisagez le strip-tease?

— *Eh oui... J'ai entrepris depuis trois semaines un régime au centre Apogée.*

Mais savez-vous ce qui m'a décidée?

Ce n'est pas tant les KILOS que les ANNÉES. Je viens d'avoir quarante ans, j'ai eu un choc. J'ai réalisé que les habitudes prises deviendraient bien vite IRRÉVERSIBLES.

— Qu'allez-vous faire?

Attention à ce que je mange, c'est sûr... Mais j'ai aussi tout un programme. De la cassette d'autosuggestion à la gym, la kiné. Je crois que pour maigrir — et j'ai commencé — il faut se créer un environnement. Motiver autant ses amis que soi-même... Comme s'ils avaient peur qu'un peu de votre bonhommie s'envole avec vos kilos. De la « mama » à la « nana », vous imaginez, ça risque de changer nos rapports!

En attendant, il faut faire le travail! Le plus dur, c'est d'accepter d'en PARLER, et puis après de convaincre, comme si l'évidence ne suffisait pas! En sept ans savez-vous combien de personnes m'ont traitée de « grosse »?

Ah ils sont discrets les gens, les gosses, oui ça les gosses, ça n'hésite pas et en plus ça les fait rigoler! Et quelques automobilistes, qui ne pouvaient en aucun cas constater mes « assises » puisque moi aussi, j'étais au volant...

La voiture, voulez-vous que je vous dise ? C'est ça qui m'a tuée. En 81, pour les nécessités de l'emploi, je faisais presque 90 000 kms/an, je me suis offert ma première Mercedes. J'étais heureuse, heureuse et confortable. On ne se quittait plus. Plus cent mètres, l'une sans l'autre... Admettre que c'était elle l'objet du délit, n'a pas été facile.

Maintenant, j'ai remplacé mon carnet de route par un carnet de « croûte ».

Depuis trois semaines, je note tout ce que je mange dans la journée. La comptabilité des calories, ça n'est pas mon affaire. J'ai quelques notions. Non : ce que je veux, c'est supprimer tous les petits en-cas dans la journée. Rien qu'à ce niveau, je suis déjà sûre de maigrir.

À suivre...

Le point de vue du Docteur Van Den Bulke

POUR NE PAS VOUS LAISSER GROSSIR :

Lisez et appliquez vite les conseils de nutrition que vous trouverez plus loin...

POUR MAIGRIR :

Faites votre constat :

Quand ai-je commencé à grossir ?

Cela correspond-il à un choc psychologique ?

À un changement dans mes habitudes de vie ?

À un changement dans mes habitudes alimentaires ?

Lequel ?

En quoi cela me gêne-t-il de grossir ?

Quel plaisir aurais-je à être plus mince ?

Que gagnerais-je à être en forme ?

À l'attaque des kilos, des centimètres... À la conquête de soi-même :

Un grand principe : NOTEZ tout ce qui suit sur un tableau de bord et reportez toutes les données sur votre agenda aux dates d'échéances prévues.

Un petit conseil : si vous avez un partenaire digne d'estime et de confiance, un brin tyrannique et acquis à votre lutte : confiez-lui un double de votre tableau et faites ensemble régulièrement les comptes.

- VOS RÉSOLUTIONS

• VOTRE PROGRAMME DÉTAILLÉ, au jour le jour, précisément.

Sur votre planning inscrivez noir sur blanc vos bonnes intentions et vérifiez de suite qu'il n'y a pas d'incompatibilité entre elles et les exigences de votre vie professionnelle et sociale.

• VOS OBJECTIFS RÉALISTES ET QUANTIFIÉS

• VOS BONS POINTS CONTRE L'EMBONPOINT :

Vendez-vous vos objectifs comme le ferait un bon directeur commercial. C'est-à-dire : organisez-vous une campagne de stimulation. Prévoyez-vous des « récompenses » autres que sucrées ! Un rêve, un spectacle, une fringue, bref un truc qui vous fait plaisir.

• LE SUIVI DE VOTRE PROGRAMME ET VOTRE ÉVOLUTION

En face de votre programme, c'est-à-dire des engagements que vous prenez vous-même envers vous : appréciez votre fiabilité + , + + , + + + ou – , – – , – – – ... En face de vos objectifs, appréciez vos résultats...

• LES COMPLIMENTS

Vous allez tenir votre journal et ajouter à la solitude du navigateur solitaire dans un océan de privations, celle de l'écrivain. En tant que biographe, sachez qu'il est de bon ton de profiter de quelques « jokers », plus couramment appelés : « citations ».

Quand l'auteur éprouve le besoin de jeter des ponts vers l'univers ou la faiblesse de tirer parti d'autrui...

Quand la force d'un autre — ou l'autorité des guillemets — vient à la rescousse de ses propres idées, démonstrations ou ambitions... L'écrivain concède alors volontiers une partie de sa page, de son territoire. Armé d'une ponctuation complaisante, « ... », il fixe à son invité ses limites...

Vous aussi, usez et abusez de cette paire de petits crochets. Entre eux, fixez-y un maximum de « feed-back » positif. ex. : « *Tu es en super forme aujourd'hui* ! » Vous vous ressourcerez en relisant ces compliments !

STRESSEZ, STRESSEZ...
IL EN SORTIRA
SURTOUT DU PIRE
ET UN PEU DE MEILLEUR !

STRESSEZ, STRESSEZ...
IL EN SORTIRA
SURTOUT DU PIRE
ET UN PEU DE MEILLEUR !

LE PIRE

La soi-disant crise-qui-dure transformée en état de fait n'est de ce fait même, plus une crise... Allez comprendre ! Elle est le meilleur garant d'un emploi pour tous. Et pas n'importe lequel, s'il vous plaît !

Industriel !

Nous sommes tous des industriels. Des industriels à la tête d'une merveilleuse petite usine à fabriquer le stress.

LA PETITE USINE À FABRIQUER LE STRESS

Je vous propose une rapide étude du marché, la visite des lieux pour comprendre le circuit de la production à la distribution, enfin la rencontre avec les fournisseurs, appelés agents stressants.

Le programme étant chargé, ceux-ci proposent une pause qu'ils sponsorisent... Ils soumettent à votre tentation caféine, tabac et boissons fortes... Résistez, on n'absorbe pas ainsi ses fournisseurs ! La pause est une pause-positionnement. Des questionnaires seront remis pour évaluer vos défenses. A vous de travailler : verres d'eau à volonté...

Ne noyons pas pour autant la vérité : l'usine à stress est polluante, le client éternellement insatisfait...

Un industriel industrieux a réussi le pari d'un client heureux. Nous l'invitons à livrer son secret : comment utiliser positivement le stress !

Voilà, il ne vous faudra plus qu'une dernière arme : le dictionnaire antistress et vous pourrez traquer l'ennemi n° 1 : le stress. Attaquons sans plus attendre !

L'étude de marché

Définition

Le stress : « Ensemble des perturbations physiologiques et métaboliques provoquées dans l'organisme par des agents agresseurs variés. »

Dictionnaire Hachette : Nom masculin invariable ; les maux eux sont mixtes et de tout genre...

Historique

En 1920, le physiologiste américain CANNON repère le stress chez les animaux. C'est un état suscité par une agression. État qui dispose à la lutte ou la fuite ou engendre des réactions et perturbations.

En 1936, le mot « stress », employé dans toutes les langues, commence à circuler dans le monde médical. Hans SELYE en démontre le processus. Il l'expérimente avec des rats qu'il soumet à un surcroît de stress. Ceux-ci vieillissent et meurent prématurément, accablés d'une triade de maux semblables, quelle que soit la nature du stress auquel on les a cruellement soumis :

— développement de deux petites glandes au-dessus des reins,

— atrophie des organes lymphatiques (thymus, rate, ganglions),

— saignements et ulcères dans la paroi de l'estomac et la partie supérieure de l'intestin.

Point trop de pitié pour ces affreuses petites bêtes, elles révélèrent à l'homme sa vulnérabilité au stress. Il en fait aujourd'hui les frais.

Le marché du stress

Le marché est colossal. Il concerne quasiment tous les individus, à des degrés différents mais l'intensité va en s'accroissant...

Les promoteurs de ce marché sont les agents stressants disséminés un peu partout dans l'environnement. Il n'est pas rare toutefois qu'un promoteur soit client. À savoir l'individu, par de sombres pensées fabrique lui-même dans sa propre usine à stress, les agents stressants qu'il consommera et qui le consumeront.

LE PROCESSUS DU STRESS

Le circuit de production et de distribution du stress. Comment se produit le stress ?

Hans SELYE nous a démontré plusieurs canaux possibles.

Des attaques d'origines différentes engendrent une même réaction d'adaptation : le stress.

Que ces attaques soient physiques, bactériennes ou psychiques !

De l'agression du manque de sommeil, à celle des bactéries, jusqu'aux petites contrariétés, votre corps organise sa résistance. Il se prépare à la lutte ou à la fuite.

Pratique du temps des cavernes, pour s'offrir un corps à corps avec un sanglier ! Un peu injustifié dans les bureaux paysagés pour donner la réplique à un peu distingué collaborateur ! Difficile de cogner !

Il faudrait pourtant se défouler. Déjà, la glande surrénale libère dans le sang une hormone : l'adrénaline. C'est un neurotransmetteur qui active toutes les fonctions du corps humain. En langage imagé, on dirait que la sève monte...

L'émotion est là et dure... La riposte du corps s'organise, à son insu, avec toutes sortes de défenses ou de moyens !

Le rythme cardiaque s'accélère. Le sang « ne fait qu'un tour ». Le sujet est hypertendu, prêt à se battre.

> Attention, un choc peut déclencher des problèmes cardiaques qui vont de la rupture d'anévrisme aux palpitations. Épargnez-vous de grâce !
>
> Un peu de sensibilité dans vos rapports avec autrui, un peu de doigté dans l'annonce des nouvelles traumatisantes !

Avis aux amateurs d'émotions fortes : vérifiez régulièrement l'état de vos artères !

> Avec un peu de volonté, on peut aussi « mordre sur sa chique » et se préparer valablement au cancer ou à l'ulcère. Car, autre réaction d'adaptation : le corps vous offre en situation de stress un cocktail d'hormones théoriquement apte à engendrer un surplus d'énergie !

Un peu de thyroxine pour augmenter le métabolisme basal, de la cortisone aussi !

Et puis une petite dose d'endorphine, l'hormone du « bien-être » dont l'hypothalamus a passé commande. Sait-on jamais, si vous aviez à souffrir, cette hormone estomperait la douleur.

L'hyperglycémie offerte en prime par l'adrénaline vous procure l'énergie « courte durée ».

Dans la grande corrida des réactions intempestives, vos narines palpitent, votre respiration devient plus rapide, comme le taureau dans l'arène, vous êtes prêt au combat. Dur de se retenir, une cigarette pour se calmer et la nicotine de s'engouffrer dans les poumons rendus ainsi plus réceptifs...

En cas d'agression, ce n'est pas le moment de penser au sexe.

Le stress va diminuer ponctuellement vos hormones sexuelles : la testostérone chez l'homme, la progestérone chez la femme.

Pas le moment d'avaler, ni de digérer non plus. La gorge devient sèche. Le système digestif s'inhibe de lui-même. Si « les émotions creusent » c'est toujours après. Sur le coup, on a « l'estomac noué ».

Par contre le rectum et la vessie se vident. Mieux vaut être léger pour le combat ou la fuite. Vous avez sûrement déjà remarqué ce symptôme, parfois incontrôlable après l'émotion d'une raclée chez un enfant, une cruelle envie de faire pipi... Pauvre petit, c'est reparti pour un tour. Les adultes brutaux disent aussi : « Une angoisse à chier dans son froc ! »

Que de sortilèges ! De quoi être épuisé après un tel chambardement dans le corps. Tous les raz de marée font des ravages ! Ce flux d'hormones, cette activation interne s'ils ne trouvent pas leur « emploi » ou leur « parade » abîment et ouvrent les vannes à toutes sortes de maladies...

Mal vécu, le stress accuse les petits péchés mignons, s'attaque aux organes les plus vulnérables, quels qu'ils soient. Du cœur aux poumons, sans parti pris... Le stress est la gangrène de nos zones de fragilité... Il ne recule devant rien pour les entamer. Il suffit de lire les titres des journaux médicaux pour comprendre son sinistre rayonnement : « Stress et auto-immunité, stress et cellulite, stress et cancer, stress et ulcère, stress et infarctus, stress et mal de vivre... » le mot est quasiment combinable à l'infini...

Du pire au meilleur.

LE MEILLEUR

Le stress, quel acteur de premier plan dans de grands exploits ! Des exploits, brefs et fulgurants... Heureux ceux qui savent l'exploiter comme secours de la dernière chance ! Abattre en une veillée, plus de travail qu'en une semaine ! Canalisé, le stress est un starter merveilleux. Attention, il aide à démarrer, pas à rouler...

Ne l'incluez pas dans vos stratégies. À trop composer avec lui, il en voudra toujours plus... Jusqu'au jour où...

LA POLLUTION DU STRESS

L'HUMEUR CONTAGIEUSE

ENDIGUEZ LE MAL

TRAITEZ LES PROBLÈMES AVEC RECUL OU PAR INTERMÉDIAIRE COMPÉTENT

ÉVITEZ VOS INTERPRÉTATIONS NÉGATIVES

LA BOÎTE À MISÈRES

LA MÉTACOMMUNICATION

VOULOIR LE BIEN

LES AGENTS STRESSANTS

VOTRE VÉCU

MESUREZ VOTRE STRESS

VOTRE BILAN

POUR CONCLURE : LA PETITE LEÇON ANTISTRESS

LE STRESS

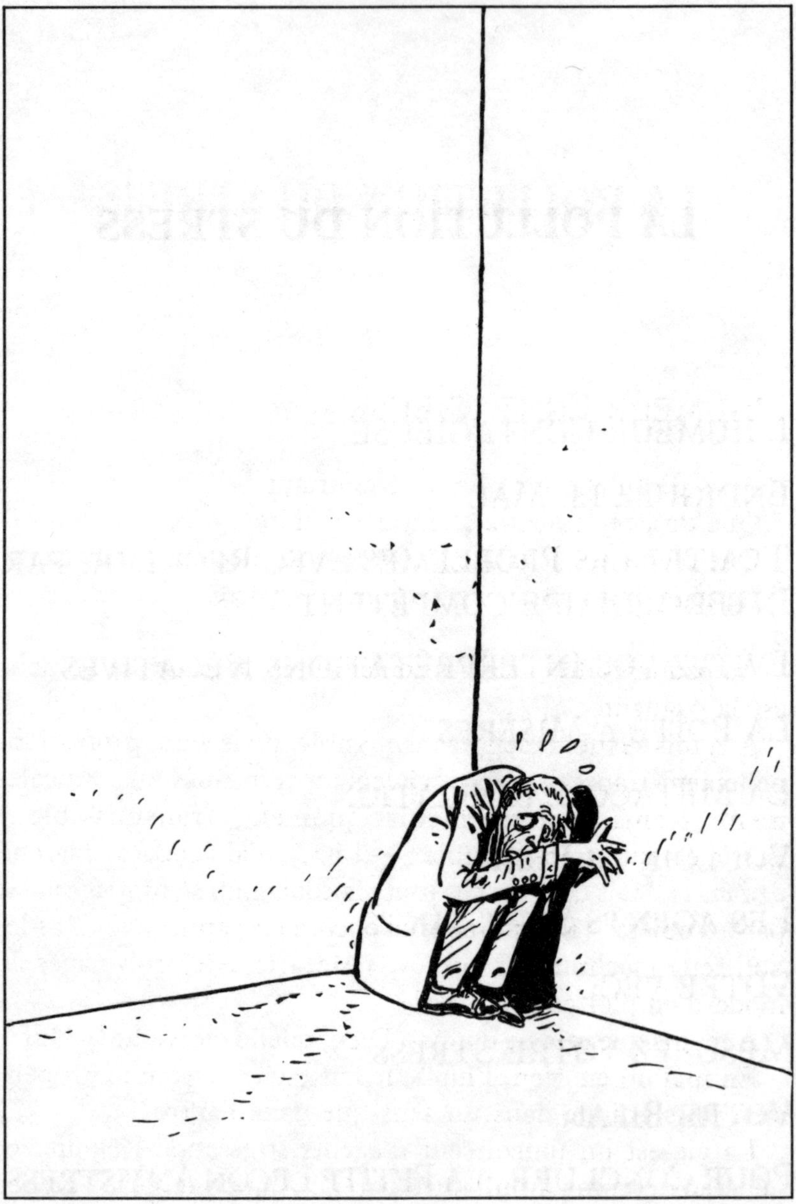

LA POLLUTION DU STRESS

L'HUMEUR CONTAGIEUSE

« Pas de fumée sans feu » et pourtant...

Que de gens fumeux s'entourent d'une grise nébuleuse !

Que d'énergie négative s'envole pour de tout petits riens.

La leur, mais aussi bien souvent la vôtre...

Au palmarès des maladies contagieuses, la mauvaise humeur est la gagnante !

A la fois sexuellement transmissible, mais aussi professionnellement transmissible, socialement transmissible, amicalement transmissible, médiatiquement transmissible... Bestialement transmissible : « Eh..., j'ai encore marché dedans ! » Mais ce n'est pas tout ; la contagion se propage aussi par les objets. « Eh zut, ce truc encore en panne... », « Ras-le-bol, cette machine qui fuit... », « Aïe, Aïe, Aïe, trois pages de mode d'emploi en japonais ! »

À moins que cela ne donne « Dieu, quelle merveille ! » Ouf...

En mal ou en bien, l'humeur fait tache, avec une propension plus grande dans un sens que dans l'autre !

La vie est un fournisseur d'agents stressants. Régulier et généreux comme à nul autre pareil ! Alors que faire ? Éviter la vie, ce serait dommage. Se carapaçonner contre elle, ce serait encourir la frigidité. La doser d'humour, ce serait peut-être le « deal » idéal !

Mais, nous voilà repartis, comment trouver « drôle » :

- un partenaire qui vous trouve extraordinaire au point de l'intimider,
- un client qui partagerait votre goût de la qualité, mais à 50 % du prix, voyons...
- un postier sur le front duquel on rêverait de poser la mention « express »,
- un ami qui trouve votre costume en lin sublime, mais... toujours chiffonné,
- la tête d'un journaliste télévisé à 20 heures, l'heure de tous les drames !

Attention, employé comme seul moyen de défense, l'humour virerait vite au cynisme ! Il y aurait trop à faire... À la rescousse, se déploie une panoplie de méthodes de relaxation : yoga, sophrologie... ou une grande sagesse : celle de couper le mal à la racine et d'endiguer la pollution !

ENDIGUEZ LE MAL

Autant que faire se peut, naturellement !

Que diriez-vous d'ouvrir tout de suite la chasse aux zombies négatifs ?

Prenez votre carnet d'adresses, avisez et visez... Éliminez les noirs corbeaux qui assombrissent votre existence. Armez-vous du ferme pari que vous, jamais, oh non jamais... vous ne serez de ce gibier-là !

Prenez-y garde, on s'auto-approvisionne facilement en stress ! Le fournisseur d'agents devient lui-même le client, un client toujours insatisfait qui rigole sous son autre casquette, celle d'industriel qu'il porte accessoirement : l'usine à stress fonctionne à plein rendement.

Et de l'extérieur, ça matraque aussi... Vous recevez un rappel d'impôts non dus ou encore, l'ABEILLE-PAIX vous livre, par erreur ou négligence, la petite guerre des lettres recommandées... Si votre sang ne fait qu'un tour, c'est un détour de trop... À quoi sert de brûler son énergie, dans un face à face ou un corps à corps utopiste. L'administration ou la grande compagnie d'assurance est désincarnée, blindée... Vous pas...

Traitez les problèmes avec recul ou par intermédiaire compétent

Laissez agir le temps. La nuit porte conseil. Respirez. Dédramatisez. Il y a sûrement une solution. En payant un avocat pour régler vos différends, vous vous épargnerez : Vous. Vous ne rentrerez dans un conflit que par documents interposés. Si vous êtes dans votre bon droit, une association de consommateurs peut aussi vous défendre.

En cas de procès, demandez des dommages et intérêts pour le préjudice du stress inutilement causé. Ce ne serait que justice.

Évitez vos interprétations négatives

Comment se préserver soi-même ?

Les idées noires ne sont pas votre fort. Dans votre cerveau à malices, très jeune, vous avez décidé de les refouler. Quelle opportunité, il y avait une petite case libre ! Et vite d'ouvrir une boîte à misères...

Pratique, la poubelle...

La Boîte à Misères

Avec méthode, vous l'avez consciencieusement remplie. Affronts, émotions, humiliations, épreuves, détresses...

Jolie dot, offerte à l'adulte devenu.

En être positivement constitué, vous vous plaisez à remémorer les expériences agréables de votre vie. Il vous suffit de contourner la petite boîte dans les méandres de votre cerveau.

Le problème survient lorsqu'un événement négatif entrouvre malgré lui le couvercle et... les vannes de l'enfer ! L'événement récent se renforce alors des émotions correspondantes jusqu'ici bridées.

L'exemple d'une rescapée de la psychanalyse : « Je fondais en larmes chaque fois qu'un verre ou une bouteille se brisait. J'étais mal pendant plusieurs jours. Tout cela a duré jusqu'à ce que je réussisse à évoquer l'horreur de la scène que j'avais vécue : il me menaçait d'une bouteille. J'ai cédé. J'ai été violée. »

Une bonne bouteille, vide et non consignée qui se brise... Il n'y a vraiment pas de quoi en faire un drame... Si ce n'est que cet événement déclenchait la remontée en surface d'émotions enfouies...

Un exemple moins caricatural : « J'étais plutôt du genre chétif. Aux réunions de famille, mes cousins se moquaient de moi. Longtemps après, je ressentais la même appréhension en rentrant en conseil d'administration ! »

C'est vrai, notre vécu nous façonne. Notre petite boîte à misères est un fabuleux trésor de guerre. Un puits à émotions qui se transforme parfois en réservoir intarissable de souffrances.

La psychanalyse peut alors venir en aide. Mais est-ce vraiment bien raisonnable d'y consacrer autant de temps et d'argent ?

Ne vaut-il pas mieux boycotter le « causal » au profit du « final » ?

Loin de moi l'idée de renoncer au travail sur soi. Bien au contraire ! Je cherche tout simplement à trouver pour vous, pour moi, comment investir au mieux de son temps sur soi-même !

Plutôt que de chercher à expliquer, démonter ou rompre le cycle de l'événement stressant qui trouve écho dans la boîte à misères ; soulève le couvercle laissant s'échapper les noirs ingrédients aptes à nourrir en souffrances l'événement inital, à le renforcer donc ; mieux vaudrait tenter d'échapper à cette spirale par une compréhension de celle-ci et un parti pris de développement personnel.

Décider d'abord de se soustraire à l'agression par la métacommunication.

Le décor : vous êtes en face d'un client, ici appelé l'agresseur, sur le bureau est posé votre produit.

LA MÉTACOMMUNICATION

Le scénario est trop court pour donner la réponse qui vende. Et puis, vendre oui, mais pas à n'importe quel prix ! Mais ce n'est pas ici le propos. Il s'agit tout simplement de choisir la réponse la plus métacommunicante, celle qui épargne le dilapidage énergétique.

L'agresseur — *Vous êtes trop cher* !
Réponse A : *Il fallait le dire tout de suite si vous ne vouliez pas faire affaire avec moi.*
Réponse B : *Quelle remise voulez-vous* ?
Réponse C : *Tenez, prenez-le en main.*

Pas besoin de vous faire de croquis, la réponse C vous permet de métacommuniquer. Vous ne répondez pas en tant qu'agressé. Vous avez une parfaite maîtrise de la situation. Logiquement, votre client ne devrait pas vous le jeter à la figure !

Au pire, si cela arrive, que feriez-vous ?

Réponse A : *Impossible de lui sauter au cou, vous êtes en affaires, vous répondez par une tirade de jurons.*

Réponse B : Outré, vous lui répondez : *J'en référerai à votre supérieur.*

Réponse C : Très sereinement : *Ça va mieux maintenant ? Dites-moi, à quoi cela vous avance-t-il* ?

La réponse C vous épargne. Vous ne partagez pas ses émotions. À vous la maîtrise, à lui le stress... Il y a toutes les chances qu'il se désarme de lui-même. À quoi bon taper, lorsque ça ne rebondit pas ?

Le grand principe est de répondre en témoin plus qu'en acteur à tout ce qui ne nous concerne pas directement. Un témoin animé de bonnes intentions : à savoir, calmer le jeu du stress et préserver sa santé et celle de tous.

Résumons-le par une adaptation de la formule magique d'Einstein :

$E = MC^2$ devenue $E_2 = MC$

À traduire ÉCONOMIE D'ÉNERGIE = MOBILITÉ + CRÉATION

Vous n'êtes pas le cœur de la cible. Déplacez-vous. Observez et créez par votre comportement ou votre réponse un changement d'attitude chez l'adversaire qui n'en sera alors plus un...

Mais attention, nous avons aussi tous un adversaire qui sommeille en nous.

Comment le combattre en évitant la guerre intestine ? La stratégie tourne autour de notre fameuse boîte noire, source de nos émotions négatives. Il faut l'éviter en créant d'autres sillons. Ceux où l'on moissonne le bien-être, le bien-vivre, le bien... LE BIEN voilà bien la seule orientation à retenir. VOU-

LOIR LE BIEN dans un premier temps, ÊTRE LE BIEN dans un second, que ce soit de ce monde ou au-delà...

VOULOIR LE BIEN

LE BIEN facilite bien des problématiques, évite bien des dialectiques. Dès lors que vous le donnez, il a le bon goût de se régénérer avec prodigalité en vous. Plus vous donnez, plus il vous reste... Il a aussi la largesse de le générer autour de vous. « *Nos pensées créent le monde.* »

Une attitude positive personnelle se décide une fois pour toutes et se conquiert par un énorme travail de tous les instants. Il suffit de décider de VOULOIR LE BIEN. Ne croyez pas que je verse dans le mysticisme aigu ou alors c'est parce qu'il rejoint le bon sens tout simple qu'est le mien !

Vous n'ignorez pas l'existence de la boîte à misères mais décidez tout simplement de la court-circuiter par la « bonne » volonté. Les événements sont alors traités pour ce qu'ils sont. Un événement tout nu, ce n'est jamais grave ! Surtout avec un peu de recul...

Longtemps je me suis étonnée que l'on prêchât la maîtrise des émotions. Comment un aéroport resterait-il aéroport si on lui coupait les ailes de l'émoi ! Finis les déchirements incongrus, halte aux retrouvailles indécentes. Pathétisme et grandeur engloutis par la raison... Si la magie existe dans les nuages, que l'on affrête un charter pour la cueillir !

Heureusement, un peu plus tard, un peu plus vieille et un peu plus stressée, je compris le bénéfice de la confiance, plutôt que celui du doute. L'intérêt de maîtriser les départs et de vivre pleinement les arrivées.

Gloire à l'émotion positive !

Il y avait méprise sur la maîtrise. Il ne s'agissait en fait que du contrôle des émotions négatives. Non pas une censure de type carcéral, mais une domination royale. Louis XIV nous livrait dans ses mémoires : « À qui peut se vaincre soi-même, il est peu de chose qui puisse résister. » Puissions-nous briller de ce même soleil, avec au rayon de l'ambition une dose contrôlée de fatuité :

Être maître de ses émotions pour être maître de SON univers !

LES AGENTS STRESSANTS

Les agents stressants sont les coupables du stress. Culpabilité qu'ils partagent avec l'individu qui les reçoit et les traduit ou non en stress.

Exemple : Un même coup de klaxon peut-être pour un rêveur tiré de sa torpeur, une atteinte physique, il sursaute... pour un conducteur bousculé par un automobiliste un peu pressé, une atteinte psychique, il gueule et jure... Que dit-il ? Je vous épargne la chanson.

Nous allons donc souffrir un peu pour repérer et épingler ces ennemis infiltrés dans notre vie quotidienne.

Les attaques physiques, bactériennes ou psychiques.

Les attaques physiques

Elles agressent votre corps.

Attaques par incident ou accident, par excès :

- Grosse bouffe
- Cigarettes

et j'en passe...

ou par manque :

- Manque de sommeil
- Manque de mouvement...

ou par chocs traumatiques.

L'imagination n'a de limites en la matière que celle du masochiste qui la partage.

Souliers ou ceintures trop serrés. Ongles plantés nerveusement dans les paumes de mains, morsures de la langue... Bref toutes ces petites flagellations que l'on s'impose on ne sait trop pourquoi ; mais qui entretiennent le cercle vicieux du stress.

Les attaques bactériennes

Leur source : les bactéries.

En culture liquide : une bactérie peut donner naissance à plus d'un milliard de bactéries ! Mieux vaut se soigner dès les premiers symptômes que de laisser proliférer l'invasion à ses dépens.

Permettez que je me répète : toute souffrance est un signal. Il faut en tenir compte, si ce n'est en termes de souffrance, au moins en termes de signal. C'est la moindre des vigilances à s'offrir, à offrir aux autres...

Les problèmes infectieux sont parfois tenaces et insidieux. On peut en déceler l'origine par un simple prélèvement ; dans les cas plus douteux on procède à un bilan bactériologique complet.

Le mal trouvé, il faut alors le combattre jusqu'à la dernière bactérie fautive ou alors, on tente la récidive.

Tout le monde ou presque sait cela. Pourtant, les « ordonnances » médicales ne sont suivies *stricto sensu* que par la moitié des malades. Certains arrêtent les traitements de leur propre chef, se sentant mieux ; d'autres parce que le traitement ne leur convient pas ou pour d'autres raisons qui vont du confort au défi à la maladie !

Souvenez-vous : sur un bon terrain, le microbe n'a pas de prise...

Les attaques psychiques

Hans SELYE, le parrain du stress, considère que nous naissons avec un capital d'énergie d'adaptation. Un bel héritage qui une fois dépensé ne se remplace plus. Ce capital a pour vertu de faire glisser les attaques psychiques sur la surface d'adaptation qui vous est allouée. Un bouclier de courage et de volonté qui n'est malheureusement pas remplaçable.

« Trop, c'est trop. » Et l'usure entraîne l'épuisement.

Moralité : épargnez-vous. Refusez autant que faire se peut les situations stressantes.

Autant que faire se peut, car la vie ne laisse pas toujours le choix !

VOTRE VÉCU

Voici la petite pause annoncée pour vous concentrer sur vous, sur votre vécu et mesurer s'il vous entraîne naturellement sur la mauvaise pente du stress.

À quelle dose de stress êtes-vous mangé ?

Le test qui suit vous donne l'étendue des dégâts ou de votre bonheur !

Il fait l'inventaire de circonstances stressantes.

Entourez celles auxquelles vous avez été soumis au cours des deux dernières années et additionnez les valeurs ainsi mentionnées.

Ne tenez pas compte de votre subjectivité. Rahe et Homes, deux psychiatres américains, ont élaboré la méthode et l'ont éprouvée de par le monde. Laissez-vous faire en toute objectivité.

Pour éviter les stress comptables, armez-vous d'une calculatrice !

MESUREZ VOTRE STRESS

MORT D'UN CONJOINT	100
DIVORCE	73
SÉPARATION D'AVEC SA FEMME OU SON MARI	65
TEMPS PASSÉ EN PRISON	63
MORT D'UN PARENT PROCHE	63
BLESSURE OU MALADIE	53
MARIAGE	50
LICENCIEMENT	47
RÉCONCILIATION (avec sa femme ou son mari)	45
RETRAITE	45
ENNUI DE SANTÉ D'UN PARENT PROCHE	44
GROSSESSE	40
PROBLÈMES SEXUELS	39
ARRIVÉE D'UN NOUVEAU MEMBRE DANS LA FAMILLE	39
PROBLÈMES D'AFFAIRES	39
MODIFICATION DE SITUATION FINANCIÈRE	38
MORT D'UN AMI INTIME	37
CHANGEMENT DE SITUATION	36
MULTIPLICATION DES DISPUTES CONJUGALES	35
HYPOTHÈQUE OU DETTE DE PLUS DE 50 000 F	31
SAISIE D'UNE HYPOTHÈQUE OU ÉCHÉANCE D'UN EMPRUNT	30
CHANGEMENT DE RESPONSABILITÉS PROFESSIONNELLES	29
FILS (ou fille) QUITTANT LA MAISON	29
PROBLÈMES AVEC LES BEAUX-PARENTS	29

EXPLOIT PERSONNEL MARQUANT	28
ÉPOUX OU ÉPOUSE SE METTANT À TRAVAILLER OU S'ARRÊTANT	26
DÉBUT OU FIN DE SCOLARITÉ	26
CHANGEMENT DE CONDITION DE VIE	25
MODIFICATION D'HABITUDES PERSONNELLES	24
DIFFICULTÉS AVEC UN PATRON	20
CHANGEMENT D'HORAIRES OU DE CONDITIONS DE TRAVAIL	20
DÉMÉNAGEMENT	20
CHANGEMENT D'ÉCOLE	20
CHANGEMENT DE LOISIRS	19
CHANGEMENT RELIGIEUX	19
CHANGEMENT DANS LES HABITUDES BÉNÉVOLES	18
CHANGEMENT D'ACTIVITÉS SOCIALES	18
HYPOTHÈQUE OU EMPRUNT DE MOINS DE 50 000 F	17
CHANGEMENT DANS LES HABITUDES DE SOMMEIL	16
CHANGEMENT DE RYTHME DES RÉUNIONS DE FAMILLE	15
CHANGEMENT DES HABITUDES ALIMENTAIRES	15
VACANCES	13
NOËL	12
AMENDES OU CONTRAVENTIONS	11

* Le stress en chiffres selon R.A. et H.E. Holmes.

VOTRE BILAN

Total des points obtenus	Risque d'altération de votre santé pour cause de stress dans l'année à venir
150 à 199 points	37 % de risque
200 à 299 points	51 % de risque
Plus de 300 points	79 % de risque

Surprenant, l'aspect arbitraire de cette méthode, n'est-ce pas ? elle n'est pas de moi, je vous l'ai dit. N'empêche qu'interpréter les résultats avec un peu d'humour et de distanciation ne gâcherait rien.

Imaginez ne pas avoir payé un PV de 75 francs. La prochaine amnistie décidera éventuellement de vous épargner, mais en attendant vous gagnez 11 points « Stress » à la question finale, faisant basculer votre score de 51 à 79 % de risque d'altération de votre santé !

Quel fabuleux pouvoir de pression ! On s'étonne qu'au bas des contraventions, on n'ait pas encore eu l'idée d'ajouter : « *Attention, sous peine de vie ou de risques de mort accrus... Réglez sous quinze jours cette contravention.* »

MERCI Messieurs les psychiatres de m'avoir prêté ces questions essentielles et fondamentales ; quant à vos chiffres... je vous les rends, comprenez, les chiffres sont un peu comme les dollars, fluctuants et fuyants...

POUR CONCLURE : LA PETITE LEÇON ANTISTRESS

Voici quelques exercices pratiques pour éviter les ravages du stress. La méthode s'inspire des nombreux S qui ouvrent et ferment le mot STRESS. Pas moins de trois S pour mieux multiplier ou résoudre le mal...

Disséquez vos prochaines crises. Avec un peu d'entraînement, vous apprendrez à les dissiper dès l'apparition du signal d'alarme.

S comme **SIGNAL**

Quel signal sonne l'alarme ?

Quelle situation déclenche chez vous un stress ?

Notez les signaux repérés :

Ex. : Un espoir déçu
Une contrariété d'emploi du temps
Une panne
Un problème financier
Une conférence à donner, etc.

S comme **SYMPTÔME**

Quel symptôme répond à l'alarme ?

Quelle douleur ressentez-vous ?

Notez les symptômes ressentis :

Ex : Désespoir profond
Insomnie, boulimie ou anorexie
Difficultés de concentration
Picotement sous les bras
Gorge serrée, etc.

S comme **SECOURS**

Sur quoi ou qui pouvez-vous compter pour résoudre votre stress ?

Notez les secours satisfaisants :

Ex : Le cri
Le temps
Un ou une amie
Un jogging
Une virée en ville
Un verre d'eau
Une longue nuit de sommeil, etc.

Analysez vos réussites, puis au moindre signal, diagnostiquez, tirez vos conclusions et dégainez le secours correspondant.

Avec l'expérience, vous court-circuiterez le mal pour embrasser directement le secours.

LE DICTIONNAIRE ANTISTRESS DE LA VIE PRIVÉE ET DES AFFAIRES

LE DICTIONNAIRE ANTISTRESS DE LA VIE PRIVÉE ET DES AFFAIRES

La vie a ses vides, ses velléités, ses vices et vicissitudes.

Pour vous en sortir vivant sans gaspiller trop d'énergie, voici un pense-bête...

Pas si bête que ça... Surtout si vous y apportez votre éclair de génie ! Les mots clignotent de lettre en lettre, au rythme de l'alphabet, vous rappelant que la vigilance aux petites nuisances quotidiennes améliore grandement le confort de vie, diminue nettement le stress. Un alphabet des grands principes structurants et mobilisateurs de la santé physique et psychique.

Il ne s'agit ni de recettes, ni de principes... ni de ce que vous auriez pu apprendre à Harvard...

Juste quelques petits mots, contre les grands maux de notre époque. Quelques petits mots qui trouveront écho ou non, dans un travail et un cheminement personnels...

Certains sont les fruits de l'expérience d'Anne HÉREL. Une jeune femme peu banale acculée à redécouvrir son mode de fonctionnement intérieur, pour marcher physiquement. Une belle démonstration des interférences de l'esprit et du corps !

Une santé se construit d'abord dans la tête.

À tous ceux qui partagent cet avis, ce dictionnaire.

A comme **AFFAIRES**

« Les affaires sont les affaires. » L'expression : « Être dans les affaires » se complète si facilement de son pendant « jusqu'au cou » !

Les vivez-vous avec un peu de recul ?

A comme **AGRESSIVITÉ**

L'agressivité contre autrui est-ce autre chose que le fruit blet du mécontentement contre soi-même ?

A comme **AUTODESTRUCTION**

Détruire l'autodestruction ! Une formule magique pour faire de vous, à coup sûr, un individu heureux... Fonctionne-t-elle ? Ce serait trop beau. Avec effort, vous canaliserez ses ravages. Ou vous abîmez-vous ?

Pour quel malin plaisir ?

A comme **AUTORITÉ**

Un pouvoir dont on s'investit ou s'imagine être investi ; dont on use et on abuse ?

Savez-vous exercer votre autorité à bon escient ?

B comme **BANQUE D'ACQUIS**

Chacun de nous possède une banque de dons innés et acquis. La réaliser et l'exploiter permet de gravir les échelons de notre possible. L'escalier part de la cave.

Faites-vous fructifier votre fonds de connaissances ?

B comme **BOOMERANG**

L'effet boomerang s'appelle retour.

Savez-vous lancer pour recevoir ?

B comme **BUDGET**

Vivez 5 % au-dessus de votre budget et vous connaîtrez le

stress. 5 % en dessous et vous apprécieriez le confort. C'est mathématique, mais la réalité diffère souvent. Mieux vaut vivre large avec les idées larges.

Avez-vous réglé le prix de l'angoisse matérielle ?

C comme **CHANCE**

La chance a le visage d'une rencontre, d'un échange réel dans l'acceptation de l'autre. La part de chance, c'est que cet état d'esprit soit partagé. Si ce n'est pas le cas, persistez, restez ouvert. Continuez à vous donner les moyens de réunir tous les ingrédients. Allez vers elle, sans à priori.

Quand renoncerez-vous à « ne pas avoir de chance » ?

C comme **CHOIX**

On peut devenir ce que l'on choisit d'être. Vous êtes unique et mortel. Vous n'avez pas le temps de tergiverser. Un choix entraîne des risques et des incertitudes.

Etes-vous prêt à en payer le prix et à en assurer les conséquences ?

C comme **COMPÉTITION**

La compétition est un choix de société et non d'individu ; un preneur d'otage de notre liberté individuelle flatté par les médias. Faire ce que je peux, c'est faire ce que je dois. L'objectif de tout individu unique et normalement constitué est de vivre sa personnalité sans comparaison.

Êtes-vous sûr d'être unique ?

C comme **CONFIANCE**

Avoir confiance en soi, donne confiance dans les autres. Gardez toujours à l'esprit la réalité et l'authenticité de ce que vous êtes, quelle que soient les tentatives de déstabilisation extérieures.

En êtes-vous capable ?

D comme **DÉPENDANCE**

Il y a dépendance et dépendance... La vraie, avec laquelle il faut savoir composer et l'autre, celle que l'on se crée. Donner aux gens et aux événements plus de pouvoir qu'ils n'en ont permet d'ouvrir le parapluie.

Jouez-vous souvent à « c'est-la-faute-à » ?

D comme **DIRE**

La « communication » a faussé le débat. Les médias vous disent.

Mais, vous, savez-vous encore dire simplement les choses ?

D comme **DISPERSION**

Les courants d'air font s'envoler les stratégies. Le vent ne prouve ni la compétence, ni les responsabilités. Il masque l'angoisse de son auteur de ne pas être à la hauteur, mais ne trompe aucun bon observateur.

Avez-vous une réelle stratégie ?

D comme **DISPONIBILITÉ**

Elle ne s'évalue pas dans le temps, mais dans la densité. Une petite concentration ou écoute active valent mieux que de grands faire-semblant.

Savez-vous être réellement disponible ?

E comme **ÉCHEC**

Un échec, qu'est-ce au juste ? Un état de fait ou un état d'âme ? A force de répéter « il n'y a que le résultat qui compte », on juge sur la ligne d'arrivée. On oublie que la démarche peut être jalonnée de succès couronnés ou non.

Êtes-vous capable de tirer une leçon d'un échec ?

E comme **ENTHOUSIASME**

Enthousiasme et bronzage sont les deux mamelles du gagneur médiatisé. Octroyez-vous le droit de vivre vrai avec vos inconstances. Le soleil dedans peut rayonner sans grimaces.

Êtes-vous capable de discerner la face cachée de l'image ?

E comme **ENTREPRENDRE**

Entreprendre n'est ni plus ni moins que concrétiser ses rêves et ses désirs sur tous les plans, se garantir contre les regrets, se fabriquer sa vie.

Faites-vous régulièrement le check-up de vos initiatives ?

F comme **FACETTES**

Rien n'est tout blanc, ni tout noir. Chacun a son jardin secret. La tolérance nous enrichit des multiples facettes de nos semblables.

Avez-vous l'intelligence de les appréhender ?

F comme **FAMILLE** ou **FOYER**

C'est un investissement en temps plus rentable qu'il n'y paraît. La famille peut représenter une source d'énergie et d'épanouissement. C'est la seule vraie valeur.

Êtes-vous capable de lui accorder son juste prix ?

F comme **FUITE**

La fuite s'avère bénéfique lorsque les événements ne se plient pas à votre volonté. Au lieu de vous acharner hystériquement, préservez votre santé : lâchez prise.

Savez-vous fuir pour vous ressourcer ?

G comme **GRATITUDE**

Elle crée un climat bénéfique et harmonieux. La gratitude est une marque de respect. Le fait de se sentir redevable, une marque de mépris. L'une est épanouissante, l'autre stressante.

Savez-vous faire le bon choix ?

G comme **GROUPE**

L'homme est un animal à la fois unique et grégaire, ambiguïté inconfortable et stressante. Les conflits et rapports de force en découlent souvent. En lâchant un peu de votre ego, vous ferez plus facilement équipe.

Avez-vous la notion du partage ?

G comme **GYMNASTIQUE**

La gymnastique est un exutoire au stress.

Savez-vous l'utiliser pour vous détendre ?

H comme **HEURE**

Faites ami/ami avec l'heure. Ne la torturez pas de multiples défis. On n'a encore rien inventé de mieux que de partir à l'heure pour arriver à l'heure. Gérez votre temps calmement, vous gagnerez un confort de vie.

Savez-vous qu'une heure ne fait que 60 minutes ?

H comme **HUMEUR**

Vos mauvaises humeurs ne concernent que vous. En vous répandant, vous polluez votre environnement et rentrez dans un cercle vicieux.

Avez-vous envie d'apprendre à vous maîtriser ?

H comme **HUMOUR**

L'humour ne se commande pas forcément sur mesure. Il n'est qu'une panacée sociale, pas un choix individuel et personnel. Une tendre dérision à votre égard, vous donnera plus salutairement le recul nécessaire. Quand tout coince, devenez spectateur de vous-même...

Savez-vous passer du rôle d'acteur à celui de spectateur ?

I comme **IMAGINATION**

Bienveillante ou parano, source du meilleur comme du pire, sachez la canaliser avec créativité et vous garder d'imaginer le pire. L'imagination n'est pas la projection sur l'autre.

Contrôlez-vous votre imagination ?

I comme **INQUIÉTUDE**

Les Français sont les champions de l'anxiolytique. Au pays de Descartes, l'irrationnel est mal venu. Or l'inquiétude est irrationnelle. Passée dans les mœurs, comme langage d'amour « je t'aime, donc je m'inquiète », elle nous abîme la santé et nous empoisonne l'existence.

Savez-vous aimer sans vous inquiéter ?

I comme **INTUITION**

La meilleure manière de gagner du temps. Encore faut-il savoir l'accueillir et lui faire crédit. Croire à son intuition est une preuve de confiance en soi. Elle ouvre à d'autres perceptions du monde.

À quand remonte votre dernière intuition vérifiée ?

J comme **JE**

Je suis un être important. Mon ego doit exister sans étouffer mon entourage, être perceptible sans être envahissant.

Comment est-ce que j'évalue mon « je » ?

J comme **JEU**

L'aspect ludique de la vie n'est pas le domaine réservé de l'enfant. Il sommeille en chacun de nous. Réveillez-le, défoulez-vous et dépassez vos interdits.

Jouez-vous encore ?

J comme **JUGEMENT**

Pour vivre tranquille, agissez en fonction de vous plus que d'un éventuel jugement. Cessez de vouloir être reconnu à l'unanimité.

Avez-vous en permanence besoin de demander l'avis des autres ?

K comme **KAMIKAZE**

Que d'énergie passée à détruire ce que l'on construit. N'y aurait-il pas un Sisyphe pervers en chacun de nous, une appréhension de la réussite aussi forte que celle de l'échec ?

Puis-je m'arrêter à temps ?

L comme **LIMITES**

Les seules vraies limites sont celles que l'on décide de se fixer. Piocher en soi encore et encore de la substance, permet de les repousser très loin, à notre grand étonnement. En agrandissant son périmètre du possible, sans vouloir l'impossible, on augmente sa zone de confort.

Avez-vous envie de vous étonner ?

L comme **LOI**

Ne tombez pas dans le piège de la loi omnipuissante. La loi n'est pas garante d'une justice absolue. Le monde juste, n'est justement pas de ce monde... Cessez de brûler de l'énergie à le revendiquer quand il vous arrange. Sachez discerner l'injustice acceptable, de l'injustice révoltante, et ne vous exciter que dans le second cas.

Vos convictions ont-elles force de loi ?

L comme **LOYAUTÉ**

La seule et unique personne envers qui vous devez faire preuve d'une loyauté inébranlable, c'est vous-même. Votre loyauté envers les autres en dépend.

L'érigez-vous en principe ?

M comme **MANIPULATION**

La manipulation touche à tout : chantage aux sentiments (famille, relations), chantage à l'éternelle jeunesse et beauté (publicité), chantage au pouvoir (signes extérieurs de richesse), etc. STOP. Trop de pressions avilissent notre santé. Sélectionnons les manipulations qui nous flattent de l'intérieur et nous font du bien.

Arrivez-vous à garder votre libre arbitre ?

M comme **MATURITÉ**

Contrairement aux idées reçues, la maturité n'a pas d'âge. Elle se définit par une vie en conscience. Elle implique la capacité de choisir, d'assumer les conséquences de ses choix. Bref, c'est un chemin calme et réfléchi vers une meilleure structure de soi.

Êtes-vous désireux de grandir ?

M comme **MOYENS**

« Si j'avais les moyens, je ferais... » : une petite phrase-refuge pour les velléitaires. Définissez vos objectifs et donnez-vous-en les moyens. Essayez et vous n'aurez plus peur de vous lancer !

Faites l'inventaire de vos désirs et des moyens à appliquer pour y parvenir.

N comme **NATUREL**

Chassez le naturel, il revient au galop. Respectez le vôtre et n'ayez pas la prétention de changer celui des autres. On peut moduler les excès d'une personnalité, pas ses fondements.

Savez-vous trouver dans vos activités professionnelles ou votre vie, les composantes qui font écho à votre vraie personnalité ?

N comme **NON**

Le « Non » n'exprime ni l'impolitesse, ni le manque d'affection. Utilisé à bon escient, il garantit des rapports harmonieux à long terme et permet des économies d'énergie. Se poser, c'est parfois aussi s'opposer avec ou sans justification. Un « oui, mais » ne remplace jamais un « non » franc.

Dites-vous « oui » avec votre bouche alors que vos tripes hurlent « non » ?

N comme **NUISANCES**

Elles ne sont pas toutes des calamités du ciel. Repérez celles qui vous perturbent le plus, ne les subissez plus. Rouspéter ne change rien. Trouver les moyens d'y remédier change tout.

Avez-vous vraiment envie de les éliminer ?

O comme **OASIS**

L'oasis se cultive d'abord chez soi. Délimitez votre territoire. Faites respecter votre intimité. Trouvez un espace, lieu et temps pour être face à face avec vous-même. Sachez aussi créer votre bulle hors de chez vous.

Avez-vous trouvé l'oasis où vous ressourcer ?

O comme **OTAGE**

Que vous soyez otage d'une théorie, d'un système, d'une situation, d'une hiérarchie, d'une personne ou d'un sentiment... Choisissez librement vos chaînes, si besoin est...

Ai-je besoin de me soustraire à moi-même ?

O comme **ORGUEIL**

Il se blesse si facilement qu'il gagne à être diminué. Vite, soyez vigilant.

Votre orgueil est-il bien placé ?

P comme **PATRON**

Investi de certains pouvoirs et de tous les stress, de celui du choix à celui des risques et de leurs responsabilités, il vit sous pression avec la tentation et le danger permanents de se fondre ou se confondre personnellement dans ses objectifs professionnels.

Faites-vous la différence entre votre projet de vie et votre projet professionnel ?

P comme **PROCRASTINATION**

Après tout pourquoi ne pas « remettre à demain », si c'est votre véritable choix ? Si vous êtes capable de profiter, aujourd'hui, sans culpabilité ? La terre continuera de tourner ! Mais... attention, la procrastination cache bien souvent la peur de ne pas être à la hauteur, l'envie de fausser la nature du challenge.

Avez-vous la procrastination épanouie ou coupable ?

P comme **PROMESSE**

La promesse balise de confort l'existence. Respectée, elle facilite les échanges. Trahie, elle engendre le stress, l'humiliation pour l'erreur de jugement. Interprétée, elle fait place à tous les malentendus. Selon l'enjeu : réagissez pour obtenir, ou oubliez pour vous calmer ; le monde ne s'écroule pas quand une promesse est trahie.

Connaissez-vous votre niveau d'exigence ?

Q comme **QUALIFICATION**

Votre qualification est au service de votre vie, vous n'êtes pas au service de votre qualification. Renverser les rôles vous sécurise, plus que cela ne vous épanouit. Savoir faire, c'est aimer faire.

Aimez-vous réellement ce que vous faites ou vous complaisez-vous dans votre savoir-faire ?

R comme **RELAIS**

Certains relais agissent comme des leviers. Relais humains, matériels ou temporels. Économisez votre énergie en ayant la modestie de les utiliser. Il y a souvent plus d'orgueil que de hardiesse à s'exposer en première ligne.

Connaissez-vous le mode d'emploi de votre environnement ?

R comme **RELAXATION**

La relaxation gomme les infos-parasites qui encombrent le cerveau. Elle filtre les soucis et permet de récupérer en peu de temps disponibilité et performance.

Savez-vous perdre du temps pour en gagner ?

R comme **RITUEL**

Créez vos propres rituels, aptes à engendrer sans effort des actions positives. Attention de ne pas confondre le rituel et l'action, le symbolique et le réel, l'accessoire et l'essentiel.

Le rituel est un outil au service d'un but ou d'une grande cause. Savez-vous l'exploiter ?

S comme **SANCTION**

Toute action conduit à une sanction. La sanction ne doit pas inhiber l'action. L'inertie serait alors pire. Au-delà du résultat, seule compte la qualité de l'acte.

La sanction est-elle pour vous un élément moteur ou inhibant ?

S comme **SAVOUREZ**

Osez sans peur savourer la vie. Prenez plaisir à toutes ses choses ; fussent-elles mineures. C'est un droit autant qu'un devoir. Réjouissez-vous que tout vive autour de vous.

Êtes-vous sûr de ne jamais manquer une occasion ?

S comme **STRUCTURE**

La structure engendre la rigueur et la rigueur l'équilibre. Structurez vos modes de pensée, vos actes. Offrez une architecture à votre vie, chaque expérience amènera sa pierre à l'édifice.

Êtes-vous réellement cohérent ?

T comme **TEMPS**

On prétend ne jamais en avoir, et on passe son temps à le gaspiller.

À quoi rime ce petit jeu ?

T comme **TENDRESSE**

La véritable tendresse anéantit le stress. Elle ouvre la route du bien vers la progression permanente et la félicité. Elle a de l'amour l'exigence, pas la tyrannie.

Savez-vous en donner et en recevoir ?

T comme **TERGIVERSATION**

Un prétexte intellectuel au manque d'action.

Ne trouvez-vous pas que c'est une manière de détourner le présent pour se tracasser de l'avenir ?

U comme **UNIVERS**

Vous en faites partie et vous fonctionnez selon les mêmes lois. Chacun de vos actes et chacune de vos pensées en font partie. Prenez conscience de cette dimension. Vous ne serez jamais seul, mais toujours et partout responsable.

Quelle est votre contribution à son équilibre ?

U comme **URBAIN**

De toute évidence, le phénomène urbain génère le stress. Protégez-vous. Trouvez vos antidotes et vous exploiterez sereinement les richesses de la ville.

Pourquoi vous êtes-vous posé là plutôt qu'ailleurs ?

U comme **USURE**

La mort d'une passion laisse place à l'usure. Usure du temps, des hommes et du pouvoir. La puissance de votre esprit est simplement en sommeil. Ne vous laissez pas prendre au piège de l'inertie. Faites l'avance des premiers pas, et la flamme jaillira.

Quand décidez-vous de vous réveiller ?

V comme **VIOLENCE**

L'action est belle et noble. La violence n'est qu'une réaction. Un sous-produit pour les faibles d'esprit. Vos pulsions doivent donner force à des actions désirées, ne les laissez pas se gaspiller à l'aveuglette, au gré d'une provocation.

Savez-vous utiliser vos pulsions de violence pour vous propulser positivement ?

V comme **VOIR**

La vue est un état d'âme et d'esprit. L'étendue infinie du perceptible nous condamne à une censure. Cette censure, posons-la consciemment autour de nos centres d'intérêts positifs. Élargissons-la d'une nécessaire et bénéfique curiosité d'esprit. Sur un même trottoir, un homme peut décider de voir les femmes, les chiens, les publicités, les fourmis, etc.

On voit ce que l'on veut.

Décidez-vous de voir ce qu'en votre âme et conscience vous devez voir ?

V comme **VOLONTÉ**

La volonté traduit un choix. Elle l'emporte sur tous les non-choix. Elle trace un chemin, le vôtre. Cultivez-la dans les petits gestes de la vie quotidienne, elle vous servira dans les grandes causes.

Êtes-vous prêt pour l'entraînement ?

W comme **WINNER**

Gagner, oui, mais gagner quoi ? Les enjeux économiques nécessitent une nouvelle race de gagnants. Ne faites pas forcément l'amalgame avec vos enjeux personnels... Efforcez-vous de gagner selon votre propre échelle de valeurs.

Quelles sont vos victoires personnelles ?

X comme **XÉNOPHOBE**

L'inconnu est source de stress. Le stress de rejet... La peur de soi nous confine dans nos habitudes. Elle engendre la peur de l'autre et son rejet systématique. La bonne conscience qui sommeille en vous, réveille alors de mauvaises raisons d'éliminer tout apport nouveau.

Au royaume de votre esprit, affichez-vous complet ?

Y comme **YIN** ou le **YANG**

Toutes les nuances sont les enfants de deux principes contraires.

Refusez-vous systématiquement la contradiction ou en tirez-vous partie ?

Z comme **ZÉRO**

Comme l'œuf cosmique, le zéro symbolise toutes les potentialités, le chiffre zéro leur démultiplication, le niveau zéro l'équilibre parfait.

À quand le zéro de conduite ?

LA SANTÉ : UN NOUVEAU CHIC

Le Nouveau Chic

Ah, Belle Jeunesse...

Votre Carrière Est en Jeu

Le Phénomène Sociologique

Le Grand Virage Santé de l'entreprise

La Santé, Signe Extérieur de Richesse

Le Dernier Cri

La Mort en Chiffres

La Mort en Face

LA SANTÉ : UN NOUVEAU CHIC

Mettre tant de cœur et d'ardeur, de passions et de tensions, de croyances et d'errances, pour ouvrir en dernier ressort la brèche à un argument de « faible », un argument apparemment indigne du noble et vital sujet qu'est la Santé : la mode...

Le miel de la vie !

Sous un même ciel flirtent l'essentiel et l'artificiel. Pas de honte, donc, à sauter du mode de vie à... la mode.

Celle-ci revendique la santé comme un nouveau chic.

LE NOUVEAU CHIC

La santé se porte bien, avec chic même... Fringuants et fringués, pleins d'allant et d'allure, vifs et actifs, ils ont le calibre « Vital » les nouveaux patrons de choc auxquels rien ne semble résister...

Toniques aussi les heureuses cinquantenaires à la Jane Fonda !

Réussir ou plaire : même combat, mêmes armes : le look-santé...

Pour porter cette nouvelle vague et susciter de nouvelles candidatures, fédérons ces courants sous un seul et même mot.

Un mot-mode ! Inventons que diable ! Appelons-les les « tarzans », les « healthy » ! Que sais-je ?

Que le ministère de la Santé ou de l'Éducation nationale mette en branle un grand concours pour les jeunes : trouver un terme nouveau, support à une mode de la santé, définir les détails de cette mode... On mouillerait les disc-jockeys, les restaurateurs, les stylistes, les fabricants de gadgets... Car bien sûr cette mode se danserait, se mangerait, se porterait, se repérerait...

Comme toutes les modes, hippie, punk, smurf... elle finirait bien par passer. En attendant les lauréats et détracteurs auraient irréversiblement pris goût aux bonnes choses de la vie. Ils auraient gagné un plan grande forme/longue vie... Leurs aînés, l'assurance de bénéficier de ces jeunes forces vives pour casquer leur retraite !

AH, BELLE JEUNESSE...

Si elle pouvait durer...

Et l'on fait tout pour qu'elle dure : c'est ça le nouveau chic.

Les médias ont mis le monde en image. Et le monde est devenu média. Notre corps, notre allure sont devenus les vitrines de notre professionnalisme.

En tête d'affiche : le dynamisme, la belle et éternelle jeunesse.

Le plus vieux métier du monde se reconvertirait-il ? Du droit de cuissage, au droit de « regard »... Les entreprises préfèrent recruter dans le beau, le jeune, le bronzé... À compétence égale n'est-ce pas, le physique fait la différence. Et tant pis pour vous Messieurs, vous êtes de la partie.

VOTRE CARRIÈRE EST EN JEU

Le hors jeu est exclu. Même les patrons doivent montrer bon teint, bel œil... N'est pas chouchou de la presse qui veut ! Un détour du côté des U.V. et du tailleur aide aux retombées médiatiques. Passage conseillé pour l'entrée au second marché !

De surcroît, une solide santé physique, nerveuse et morale s'impose pour tenir la barre. Dures exigences !

Georges HIBON, PDG de la société DUPONT, assène cette formule choc :
« Pour manager sa carrière, il faut de l'intelligence jusqu'à quarante ans, de la santé au-delà... »

Choc, parce que trop vrai : à quarante ans, il faut avoir fait ses preuves, au-delà, l'expérience peut prendre le relais, si elle est doublée de vitalité !

La santé fait la carrière... De cette logique, au phénomène sociologique...

LE PHÉNOMÈNE SOCIOLOGIQUE

Tapis dans l'ombre des problèmes de carrière, les problèmes d'emploi et l'épouvantail du chômage...

L'aube du troisième millénaire se lève sur trois millions de chômeurs. Pour eux des milliards de questions sur leur place dans la société ! Pour les actifs des milliards de dépenses à supporter auxquels s'ajoute le coût social de maintenance en santé ou en survie de tous !

Bref, c'est quasi insupportable pour les uns et pour les autres !

Ceux qui souffrent de ne pas travailler et ceux qui trop contents du privilège inverse se défoncent par overdose...

Heureusement, un schéma nouveau se prépare où la vie ne sera plus divisée en trois périodes.

Finies les étapes classées :

1. Formation jusqu'à l'âge adulte
2. Production ou rendement jusqu'à la retraite
3. Prise en charge jusqu'à la mort...

OK l'évidence...
Il n'y a pas de boulot pour tous.
La santé coûte cher.

Bonjour, l'alternance et les heureuses combinaisons...
Travail, formation et détente...
Et la forme en plus !

Santé rime plus que jamais avec actualité et nécessité ! Moralité, donnons un peu de tout à chacun, que tous se sentent mieux...

Et que fondent les barrières entre les types d'activités ! Les prémices de cette évolution se manifestent déjà côté loisirs.

On ne bronze plus idiot, on en profite pour apprendre quelque chose, se perfectionner dans une activité ou se remettre d'aplomb !

La défense de son capital santé apparaît non seulement comme une nouvelle valeur, mais comme une nouvelle forme de loisir.

L'entreprise aussi amorce le grand virage.

LE GRAND VIRAGE SANTÉ DE L'ENTREPRISE

Les cadres supérieurs sont plus que toute autre catégorie socio-professionnelle soucieux :

- de voir le médecin le moins souvent possible,
- de ne pas penser à la maladie,
- de ne pas sentir leur corps.*

* Revue d'épidémiologie, vol. 26, n° 4.

De là à ce que ceux qui font l'entreprise prennent le parti d'ignorer au maximum les problèmes de santé, il n'y avait pas loin... L'étude date de 1978...

L'époque prêchait une méthode de management différente : le « turnover ». « Vous vous sentez usé, changez de job. » Les grandes écoles apprenaient à partager cette religion, à rééditer tous les trois ans un bon curriculum vitae, avec meilleures prétentions. Bref à faire carrière...

En trois ans, l'entreprise avait à peine le temps de stresser le bonhomme, il partait déjà vers d'autres horizons ! Chacun sait que la santé est un investissement à terme. Économiquement, sur une durée si courte, ce n'était pas jouable !

Renversement de situation... Aujourd'hui, on prêche aux meilleurs la fidélité à l'entreprise. Pour se les garder performants, on veille sur leur petite santé.

Certaines sociétés offrent à leurs cadres des check-up sophistiqués que la Sécurité sociale ne rembourse pas.

Sous l'impulsion du magazine *VITAL*, le CNPF étudie une mesure intéressante : la possibilité par l'entreprise de prendre en charge partiellement les séjours de remise en forme de son personnel.

Les séminaires de formation des entreprises prospèrent dans le giron des lieux de bien-être, style LES PYRAMIDES près de Paris ou APOGÉE dans le Nord... Travail et forme se combinent ainsi.

BOUYGUES intègre un espace sauna dans les locaux de son nouveau siège social.

L'IRPOP vient de mettre au point un séminaire sur l'équilibre pondéral des dirigeants.

Jean-Marie BECQ, Captonic, propose des stages d'évolution de carrière, basés sur une prise de conscience du corps dans l'espace. « La santé jalonne les chemins de la performance. Tout ce qui touche au développement humain, passe et rebondit par elle. »

La santé/vitalité de l'entreprise dépend de la santé/vitalité de ses hommes. C'est un capital dans lequel elle est plus que jamais prête à investir. Le grand virage est pris... Tout bouge. L'épanouissement physique et moral est la meilleure alternative de séduction au salaire !

La Santé Signe Extérieur de Richesse

Un « nouveau » signe serait-on tenté de dire... S'il ne nous narguait pas depuis des siècles ! Non taxé, il est pourtant le plus convoité au monde. Il vaut mieux être riche et en bonne santé... Mon Dieu, épargnez-nous la suite...

Pour tous ceux qui rentrent dans cette heureuse catégorie, voici quelques idées pour un transfert de capital ! Comment s'acheter une belle jeunesse ou son illusoire reflet !

Les moins anxieux et les moins fortunés découvriront un nouveau vocabulaire médical ; de quoi bluffer dans les salons où, sans oser le demander, on rêve de tout savoir sur l'éternelle jeunesse ! De quoi épater aussi votre coiffeur préféré !

Le Dernier Cri

Mourir, comme il se doit...

— Connaissez-vous le comble du snobisme cette année ?

— Mourir du Sida.

— Et pourquoi ?

— Parce qu'après, tout le monde l'aura...

Les histoires idiotes sont souvent les mieux partagées. Au gré d'une boutade se propagent les fantômes de la mort.

Fantômes et Fantasmes morbidement enlacés dansent dans nos petits esprits vulnérables... La mode a sa mort.

Mais, qui fait la mode ?

Les politiques, les grands laboratoires, les journalistes, les grands pontes ? Ou l'ensemble repérant la donnée marketing essentielle : l'écho potentiel chez tout un chacun du meilleur taux de remontée d'angoisse... Y compris la leur, s'ils sont de bonne foi !

Les maladies ont la « starmania ». Savez-vous qu'à ses débuts, le Sida comptait quasiment autant de chercheurs qui travaillaient sur la maladie que de malades ?

En France : il est avéré chez 1 715 hommes et 249 femmes (bulletin épidémiologique du 17 août 1987).

Toujours en France : 150 à 200 000 séropositifs ont été en contact avec le virus.

Dans le monde : environ 10 millions.

Cela ne veut pas dire qu'ils ont encore le virus, ni qu'ils le développeront... 10 à 30 % d'entre eux seulement peut-être. Par contre, tous les porteurs sont contaminants. L'inflation peut aller galopante, si l'on n'y prend garde.

L'épidémie est évitable, complétement évitable. Quelques précautions simples : sang et sperme... Le jeu des préservatifs, et celui d'une sexualité responsable suffisent à sortir indemne des amours les plus vagabondes... À condition d'y rentrer sain, bien sûr : le test simple vaut environ 300 F.

C'est une prise de sang, prescrite éventuellement par un médecin traitant. Résultats dix jours plus tard. À conseiller, à ceux qui préfèrent savoir... Il évite chez les bienheureux épargnés le stress du doute, déclenche chez les victimes ce qu'Emmanuel HIRSCH* appelle « la névrose de guerre ». Puisse-t-il se développer entre tous une plus grande solidarité !

Voilà pour le Sida, mais qui viendra aujourd'hui nous parler des rhumatismes ? Ils ravagent encore l'agilité de grands musiciens obligés de renoncer à leur art. *Mais, ma bonne dame, les rhumatismes nous en parlez pas... ça fait vieillot !*

Alors on classe ou déclasse la maladie. Si l'homme est supposé égal devant la douleur, la maladie ne l'est pas devant la rumeur. Noble ou honteuse.

Sida aujourd'hui, cancer et infarctus hier... La mort projette des ombres disproportionnées à sa sombre réalité. Voyez « ce qui se fait » :

LA MORT EN CHIFFRES

(*Cause des décès en 1984 - Source INSERM*)

Un sombre hit-parade où transparaissent les ravages du stress !

Maladies de l'appareil circulatoire	194 829
Tumeurs	134 422
Causes extérieures de traumatismes et empoisonnements, etc	37 478
Maladies de l'appareil digestif	32 482
Maladies de l'appareil respiratoire	32 359
Symptômes, signes et états morbides mal définis	31 218
Maladies endocriniennes	13 495
Causes volontaires (suicides identifiés)	11 958
Troubles mentaux	11 604
Maladies du système nerveux et des organes des sens	9 993
Maladies des organes génito-urinaires	8 107
Maladies infectieuses et parasitaires	6 848
Maladies du système ostéo-articulaire muscles, tissu conjonctif	2 654
Maladies du sang et des organes hématopoiétiques	2 490

Anomalies congénitales	2132
Maladies de la peau et du tissu cellulaire sous-cutané	1911
Affections dont l'origine se situe dans la période périnatale	1552
Complications grossesses, accouchement, suites de couches	108

Total général des décès en 1984 : 535 940 (278 436 hommes + 257 504 femmes). L'avantage va à la vie : presque 760 000 nés vivants de cette même année.

13,8 ‰ de natalité sur 9,9 ‰ de mortalité

(Chiffres 1984, le temps de faire les comptes !)

LA MORT EN FACE

La mort est réalité... Les chiffres le confirment ! La mort est dure réalité... Les chiffres le démontrent. Cruellement, très cruellement... 72 % des personnes meurent en institution, dans l'anonymat des hôpitaux.

72 %, c'est énorme. Imaginez : dans le lot, il devait bien y avoir des gens comme vous, entourés, courtisés, aimés. Et au moment du grand départ : personne... Tous envolés.

Parti pris d'ignorer la mort si bien révélée par les interviews d'Emmanuel HIRSCH* : « L'époque, la conjoncture culturelle qui est la nôtre... aboutit à ce que l'on ne découvre plus notre condition de mortel qu'à l'occasion de la maladie. Jamais peut-être, la mort ne nous a tant surpris. Jamais, nous ne nous sommes sentis si immortels. »

Quant à la mort des autres, on essaye « d'éviter un engagement à certains égards coûteux du point de vue des sentiments ». Quand s'insinue l'inexorable, on fuit, ou se détourne laissant l'être atteint à sa douloureuse solitude. « La dérive est vécue crucialement par le malade, une lente dépossession de ses traces d'humanité. »

Et nous voilà, déguisés d'éternité, grimés d'hypocrisie, au grand bal masqué de la vie ! Cherchant à oublier la mort, pour mieux se faire oublier d'elle !

Dans la série d'émissions télévisées : V*oyage au bout de la vie*, Marc HORWITZ et Bernard MARTINO pénétraient le monde des mourants. Ils nous montraient quelque chose de toutes ces morts qui nous échappent. Quelque chose à reconquérir pour vivre mieux. « Entre la vie et la mort, il y a une circulation, un échange, un dialogue incessants. »

Ce dialogue, renouons-le avec notre propre mort. Cette idée un peu sauvage dans la jungle de notre inconscient, nous dévore d'angoisses diffuses. Elle génère subrepticement le stress et entame notre santé. Apprivoisons-la donc. Après tout la mort n'est peut-être que la perte de notre enveloppe ?

Mourir, eh oui, nous allons mourir un jour ! Ou plutôt notre vie terrestre va s'achever. Achèvement ou « achievement » au sens américain : accomplissement...

Que faire pour ne pas se laisser piéger par la mort ? Pour ne pas regretter de partir avant d'avoir eu le temps de finir... Pour pouvoir dire comme cette centenaire : « J'ai fait ce que j'avais à faire. Maintenant, je ne voudrais pas que la mort m'oublie ! »

« Faire un bébé, écrire un livre et planter un arbre », répète un proverbe japonais.

Mais, à chacun sa méthode, son idéal... L'épanouissement s'accompagne selon chacun soit d'un désir de continuité personnelle, soit d'un souhait de permanence d'une œuvre.

Il y a trente-six manières de se réaliser. L'amour, l'art, l'entreprise... Et il n'y aurait qu'un mot pour mettre fin à tout cela : la mort... Non, ce serait trop bête. Vous, les adeptes du « gouverner, c'est prévoir », prévoyez jusqu'au pire qui n'en sera que moins grave !

La mort est un butoir à la vie, c'est aussi un tremplin pour vivre mieux, en pleine santé, en pleine harmonie.

Quand bravant votre santé, vous vous poussez au travail et vous vous faites physiquement violence pour honorer vos « obligations », pensez à la peine capitale qui pourrait vous tomber sur la tête. Ce jour-là, il faudra faire autrement, ce jour-ci, vous le pouvez peut-être aussi. Respectez-vous.

* Emmanuel HIRSCH, philosophe, est l'auteur de ces livres (Ed. CERF) :

- ° SIDA, Rumeurs et faits : pour savoir exactement ce qu'il en est.
- ° PARTIR : un ouvrage poignant sur la mort et l'accompagnement des mourants.

TRAITÉ DE PAIX OU DÉCLARATION DE GUERRE AU VIEILLISSEMENT

LE VIEILLISSEMENT

LE TRAITÉ DE PAIX

GÉRIATRIE ET GÉRONTOLOGIE

HALTE AU VIEILLISSEMENT

LA SOUS-NUTRITION SANS MALNUTRITION

LA VITAMINOTHÉRAPIE

LA DÉCOUVERTE DES ANTI-OXYDANTS

LES ANTI-OXYDANTS

LA GUERRE

LA CURE DE GÉROVITAL

LA CELLULOTHÉRAPIE

LES IMPLANTS PLACENTAIRES

L'OZONOTHÉRAPIE

LES PETITES ÂMES

L'ESTHÉTIQUE MÉDICALE CONTRE LE VIEILLISSEMENT

LE LIFTING

LE PEELING

LA DERMABRASION

L'ÉLECTROPONCTURE DES RIDES

L'INJECTION D'EXTRAITS EMBRYONNAIRES

L'ÉLECTROCOAGULATION DE LA COUPEROSE ET DES ROUGEURS DU VISAGE

LES IMPLANTS DE COLLAGÈNE

LES INJECTIONS D'AUTOGRAISSE

LA GYMNASTIQUE DU VISAGE

LA RIDE SUBLIMÉE

TRAITÉ DE PAIX OU DÉCLARATION DE GUERRE AU VIEILLISSEMENT

La guerre, la guerre ! Que de ravages... En bon stratège, mieux vaut l'éviter ! Connaître cet ennemi qu'est le **vieillissement,** le tenir à distance... Vite, vite, avant qu'il ne soit trop tard découvrez notre proposition de **paix**.

Et si les sillons sont creusés, si la **guerre** des rides doit avoir lieu, armez-vous des techniques de choc : **revitalisation et esthétique médicale**.

Et suivant le conseil d'Aristote : « *L'objet de la guerre, c'est la paix.* », revenez ensuite à la case départ, aux règles de paix et de bon sens...

LE VIEILLISSEMENT

Le vieillissement, l'échéance (sous-entendue la mort) sont devenus chez nous Occidentaux de farouches obsessions à combattre... Préoccupations exacerbées par la course contre la montre, dénommée par Jean-Louis SERVAN-SCHREIBER : « La mort au bout du quartz. »

L'homme est malade de son temps.

Vis-à-vis de soi, mais aussi vis-à-vis des autres !

HALTE AU VIEILLISSEMENT

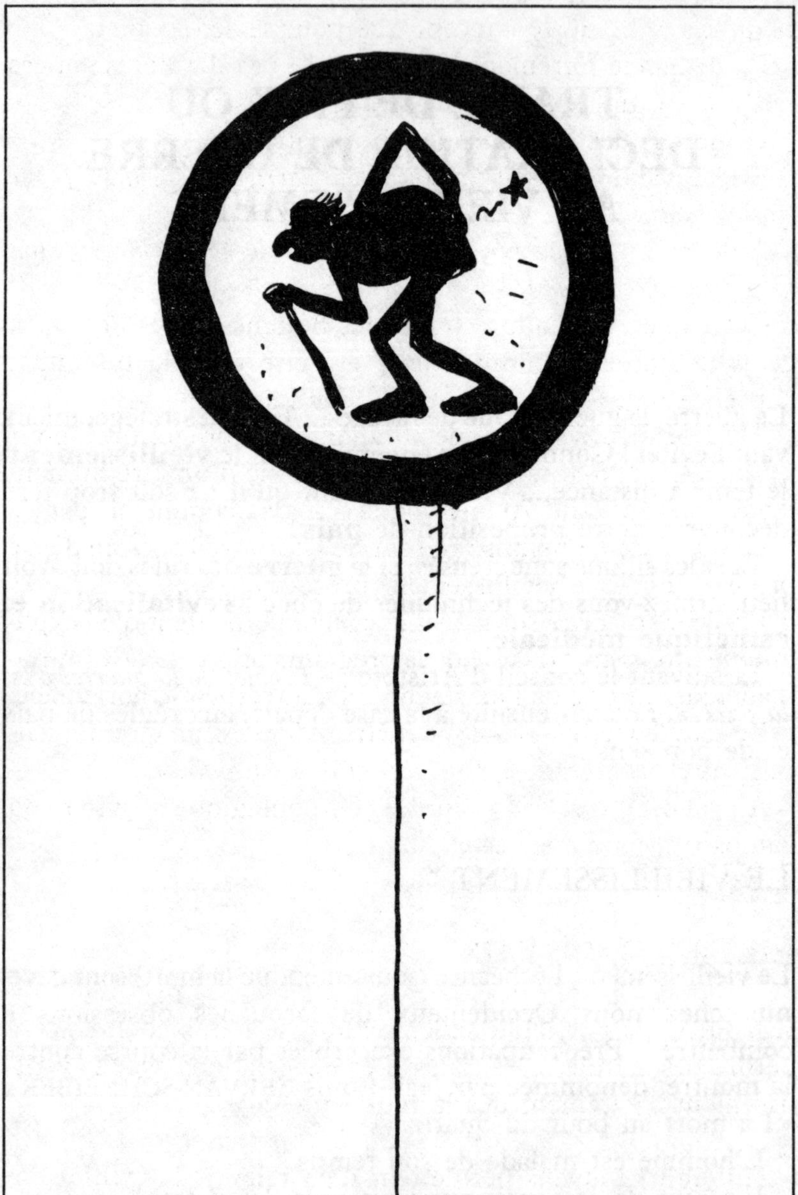

Apparat, apparence, à part entière il se veut jeune... Plus pour le mythe ou le concept que pour la séduction !

La demande purement esthétique de ces dernières années fait place à une exigence médicale.

Évolution des désirs et des formulations...

Auparavant, on disait : *pouvez-vous corriger mes rides ? Je me trouve moche !*

Aujourd'hui : *Docteur, pouvez-vous corriger mes rides ? Je (ou On) me trouve âgé(e) !*

Cette quête de l'allure trahit des besoins de performance, de rentabilité, de compétitivité et cette terrible tyrannie : l'absence de droit à l'erreur, au vieillissement.

Au niveau physiologique, l'homme est programmé pour vivre 110 à 120 ans. Or l'espérance de vie d'un être humain est en moyenne de 70 ans. Tout se passe comme si, passée la cinquantaine, l'homme « en survie » éprouve le besoin d'être protégé contre le vieillissement précoce.

Plusieurs théories sur le vieillissement permettent d'en expliquer le processus : théorie de la programmation, théorie immunologique, théorie de l'oxydation cellulaire, théorie hormonale.

En fait, le vieillissement peut être assimilé à un étouffement cellulaire progressif, à une véritable « asphyxie ».

Au choix, ou dans l'ordre chronologique : éviter ou combattre, paix et guerre...

Le Traité de paix

Il paraît qu'à partir du sixième mois, le fœtus commence à perdre des cellules cérébrales. Les négociations avec le vieillissement s'entament dès le plus jeune âge...

Différents moyens permettent d'en ralentir le rythme : On connaît ceux à notre portée, portés aussi par la mode.

— Mode des régimes : réduction des protéines et des graisses animales, diminution de l'apport en sucre.

— Mode de la bouteille d'eau, compagne de tous les instants, pour l'hydratation.

— Mode du sport pour l'oxygénation : jogging à gogo des années 80, puis montée au filet du tennis et gym tonic sur petit écran reconvertie dans les écrins à frime des salles de sport. Aujourd'hui, c'est au golf de faire son trou.

Voilà pour les grands classiques... Toujours bons à rappeler s'ils dansent autour de l'hygiène de vie. Mais, focalisons plus précisément sur le vieillissement. L'affaire de tous, mais le métier des gérontologues.

GÉRIATRIE ET GÉRONTOLOGIE

Deux mots nés d'une racine commune :
— Gerôn = vieillard
articulée sur deux autres :
— Iatreia = traitement
— Logos = science

Finie la petite leçon de grec. On traduit français :
La gériatrie, vieille comme..., signifie : « Partie de la médecine qui étudie les maladies des vieillards » et il va sans dire... leur traitement !

La physiopathologie est la partie commune aux deux sciences.

L'approche de la gérontologie diffère, son champ aussi... Elle s'attache aux phénomènes du vieillissement. Avant, pendant et après l'âge de lire Tintin... Soit sur la longueur d'une vie... sur sa largeur aussi : grand angle sur les aspects physiologiques, psychologiques, sociaux du vieillissement...

Cette science est nouvellement née.

Sa jeunesse lui vaut quelques méthodes scientifiquement parrainées. Certaines n'ont pour toute preuve que l'épreuve du temps. La cellulothérapie le défie depuis plus de quarante ans ! PIE XII était un des premiers apôtres, fervent des cures. Heureusement, la gérontologie a généré son propre pape : Roy WALFORD, professeur à Stanford.

HALTE AU VIEILLISSEMENT

Roy WALFORD affirme scientifiquement que :

° LA SOUS-NUTRITION SANS MALNUTRITION
° LES ANTI-OXYDANTS

ralentissent le phénomène de vieillissement.

LA SOUS-NUTRITION SANS MALNUTRITION

Ce n'est rien d'autre que la « juste » nutrition. Celle qui donne le plein d'énergie, sans le trop-plein de toxines. Nous en reparlerons plus loin.

À la rescousse : la vitaminothérapie et la prise d'oligoéléments.

LA VITAMINOTHÉRAPIE

Budget : selon l'appétit !

But : avaler ou ravaler l'âge.

Principe : absorber des vitamines et leurs vertus tonifiantes.

VITAMINOTHÉRAPIE...

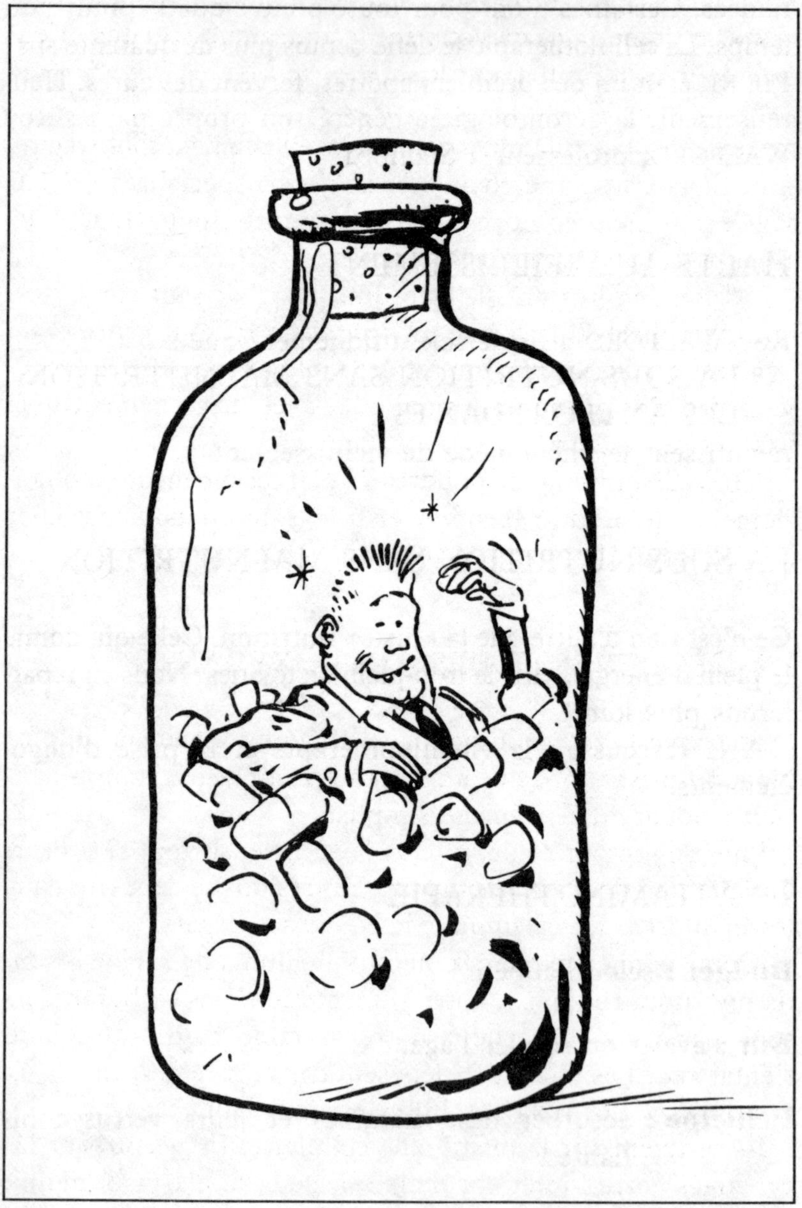

L'OPINION DU DOCTEUR VAN DEN BULKE

L'automédication, même s'il s'agit de vitamines, peut être dangereuse. Prenez avis de votre médecin traitant. Il vous orientera pour consommer « utile »...

Les produits polyvitaminés contre le vieillissement font recette. Aux États-Unis, une chaîne de magasins spécialisés « VITAMIN » l'a bien compris. Que l'aventure tente LECLERC aujourd'hui, ne serait pas étonnant !

Les laboratoires ont de quoi fournir. Poussant sur le terrain d'un marketing fertile une floraison en tout genre et en toute saison de capsules et pastilles multicolores. Belles et prêtes à prendre... Bonnes à prendre... avec discernement, justesse et pertinence !

A base de ginseng, de poudres de plantes ou encore d'oligoéléments, le produit bien vu, bien pris donne pour pas cher un réel coup de fouet, de tonicité.

LA DÉCOUVERTE DES ANTI-OXYDANTS

La découverte est révolutionnaire. Révolutionnaire et simple ! Nous autorisant presque à verser au profit d'une compréhension évidente dans l'image simpliste :

Plus un moteur roule, plus il s'encrasse, surtout si ses carburants sont de mauvaise qualité. Ses résidus se déposent dans les cylindres. La calamine déclenche ses dégâts.

Même pénitence pour la mécanique humaine... Nous vieillissons, nous roulons... notre alimentation, nos carburants ne sont pas sans reproche... notre système cardio-vasculaire s'entartre... Les résidus se déposent dans les veines, vaisseaux et artères... Les radicaux libres opèrent leurs ravages...

Ils se fixent sur la membrane cellulaire. Ils perturbent les échanges entre l'intérieur de la cellule et le plasma sanguin.

LES ANTI-OXYDANTS

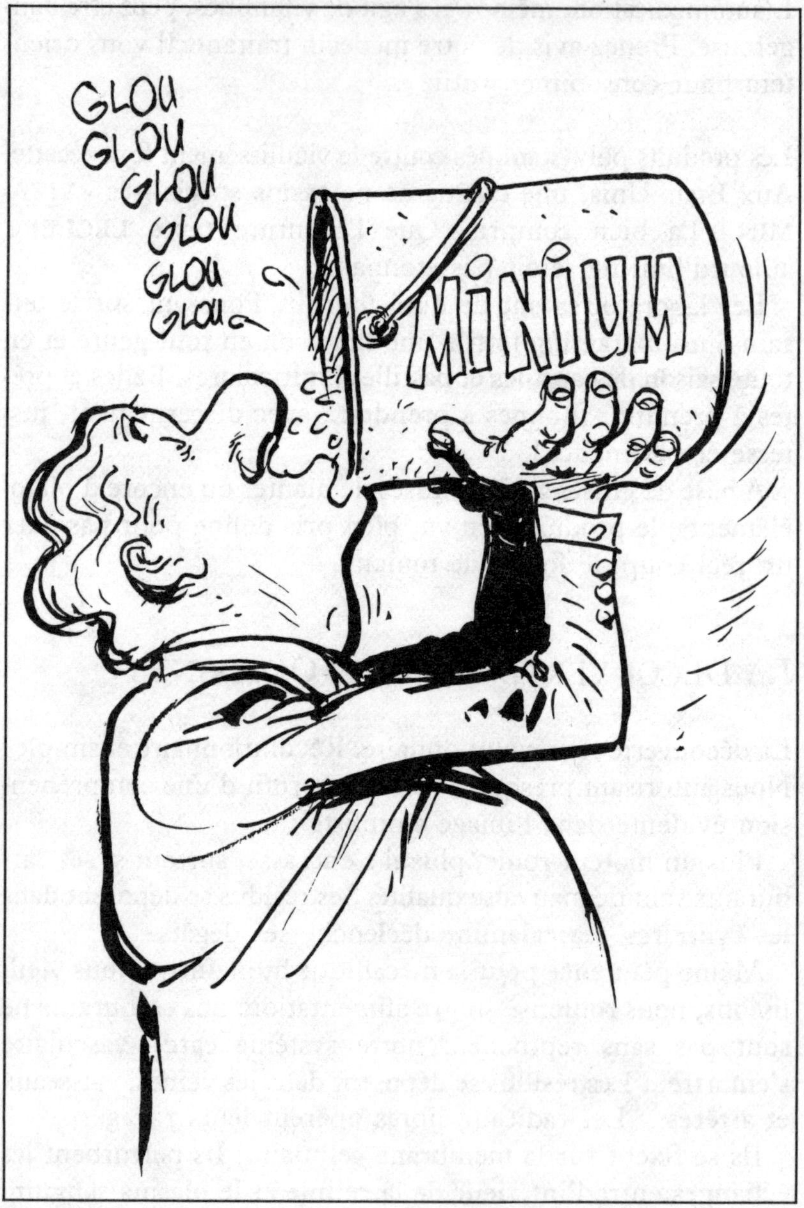

Bilan de l'opération : la cellule meurt plus vite. Pire encore, les cellules « entartrées » ne sont plus reconnues par l'organisme. Les prenant pour des agents étrangers, notre système immunitaire réagit en fabricant des anticorps, anti-organes. C'est l'autodestruction à petit feu...

Que faire ?

Drainer vers la sortie ces affreux radicaux libres. Les anti-oxydants font office d'éboueurs. Ils fixent sur eux les radicaux libres et les amènent à l'élimination rénale ou digestive...

Mais « bon sang », c'est bien sûr ! Cette découverte récente métamorphose le paysage de la gérontologie. Donne des espoirs nouveaux. Souvenons-nous que la première cause de mortalité n'est autre que celle des maladies cardio-vasculaires... Profitez-en. Simple, sûr, efficace et pas cher...

Reste à identifier les anti-oxydants. Avec votre médecin, déterminez ceux qui auront le plus d'effet sur vous.

LES ANTI-OXYDANTS

Budget : une consultation + ordonnance.
À partir de : 25-30 ans.
But : éviter le vieillissement prématuré en soustrayant l'organisme à l'action nocive et destructrice des « radicaux libres » (oxydants).
Principe : absorption selon prescription de vitamines, substances ou oligo-éléments.

L'OPINION DU DOCTEUR VAN DEN BULKE

J'en prescris parce qu'il existe de fortes présomptions de leur efficacité.

Une des causes essentielles du vieillissement est le rôle joué par l'oxydation. Tout ce qui lutte et retarde cette dégradation des systèmes tissulaires évite le vieillissement prématuré.

Les anti-oxydants naturels ou synthétiques s'opposent aux réactions chimiques des oxydants. Ils empêchent la formation des « mauvais corps gras ». Ils luttent contre l'artériosclérose. Ils améliorent la circulation sanguine. Ils participent à l'oxygénation tissulaire. Ils restructurent les membranes cellulaires. Ils s'opposent à la destruction de l'élastine et du collagène. Ils empêchent l'accumulation des pigments séniles au niveau de la peau.

Après examen, le médecin prescrit les anti-oxydants qui lui paraissent le mieux adaptés au patient.

Anti-oxydants naturels :

— Vitamine C

— Tocophérol ou vitamine E

— Les acides aminés : Cystéine ou Sulfure aminoacide - cystine méthionine

— Sélénium (levure de bière)

Anti-oxydants synthétiques :

— Dianol

— Acide benzoïque

Un petit pied de nez à nos amis écolos : le conservateur E202, contenu dans les boîtes métalliques, complète bénéfiquement la liste !

LA GUERRE

En dehors de toutes certitudes scientifiques, de nombreux moyens sont proposés dans la lutte contre l'âge. Certains sont anciens, mais retrouvent le goût du jour par l'actualité de la guerre au vieillissement.

D'autres, tout nouveaux, connaissent un engouement, dont le bien-fondé reste encore à démontrer.

La guerre autorise le choix des armes, ne fussent-elles que psychologiques ! Du placenta au placebo... Voici de quoi tuer le temps en restant bon chic !

Pour une meilleure connaissance de l'artillerie, voici, Mesdames, Messieurs, tout, ou presque, sur :

— La cure de Gérovital
— La cellulothérapie
— Les implants placentaires
— L'ozonothérapie
— Les petites âmes...

LA CURE DE GÉROVITAL

Budget : environ 3 000 F la semaine tout compris (séjour + injections quotidiennes) au bord de la mer Noire.

CURE DE GÉROVITAL

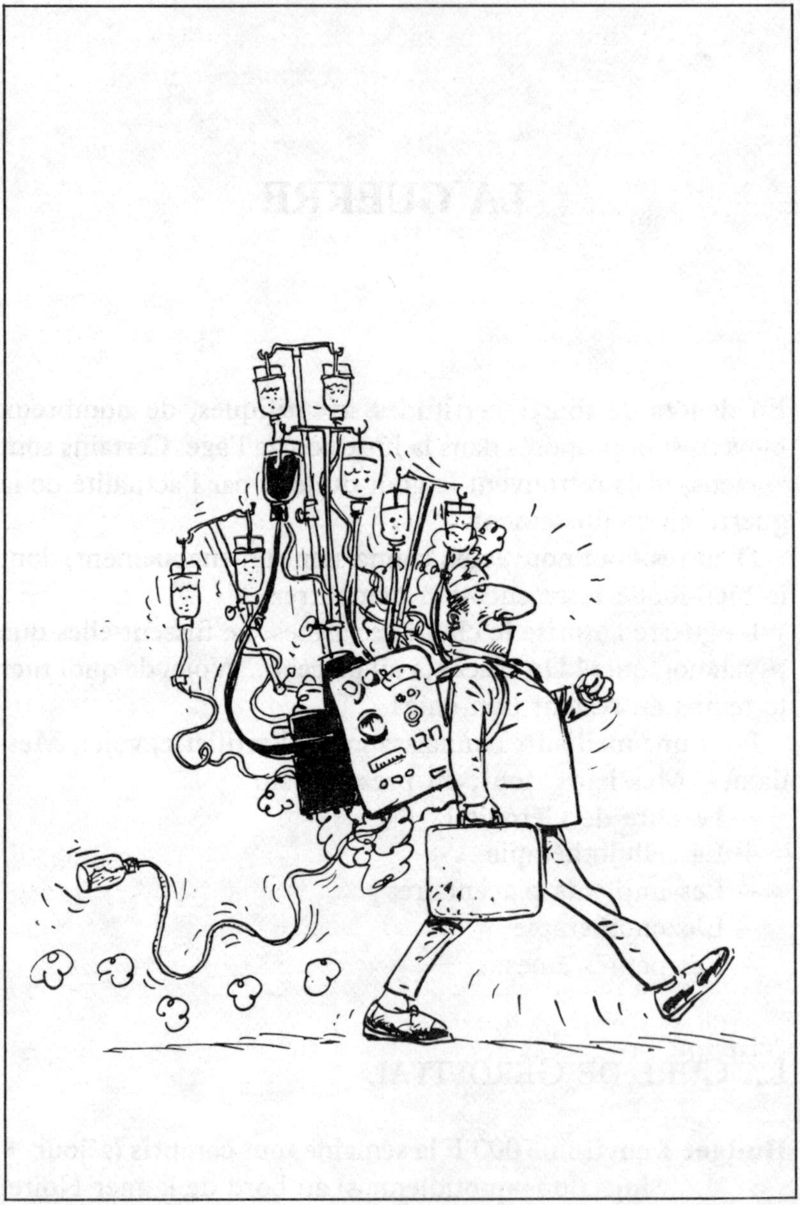

But : retarder l'échéance du vieillissement.

Principe : injection d'un mélange de procaïne et de sulfate ferreux, formule prétendument tenue secrète.

L'OPINION DU DOCTEUR VAN DEN BULKE
Qui est le plus grand bénéficiaire, le client ou le ministre roumain du commerce extérieur ?

La célèbre Roumaine Anna ASLAN courtise alertement les quatre-vingt-dix ans. Grande prêtresse de la cure de Gérovital, avec pour plus beau discours sa belle santé personnelle !

L'exemple suffit-il ? On s'autoriserait volontiers à le croire. La méthode a elle-même assuré sa propre longévité. Déjà plusieurs décennies d'activités !

Rien n'est pourtant scientifiquement prouvé. Ces injections sont autorisées dans quelques pays de la Communauté européenne. Elles se pratiquent en France, sous le manteau ! La cure d'une semaine d'injections quotidiennes est préconisée deux fois par an.

LA CELLULOTHÉRAPIE

Budget : environ 3 000 F l'injection + le voyage en Suisse, Belgique ou Allemagne. La cellulothérapie est théoriquement encore interdite en France.

But : revitaliser et étendre la qualité et l'espérance de vie.

Principe : injection de cellules fraîches congelées ou lyophilisées provenant d'un fœtus animal.

L'OPINION DU DOCTEUR VAN DEN BULKE
Aucune preuve scientifique n'est fournie quant à l'efficacité.

Un indice valable tout de même : la cellulothérapie se pratique depuis plus de quarante ans !

En 1931, le professeur Paul NIEHANS commence en Suisse à traiter ses premiers patients. Et non des moindres... PIE XII, comme nous le disions, appelait à lui la trinité des bienfaits de la cellulothérapie.

1. La revitalisation, presque le rajeunissement ! Cette méthode naturelle, par l'introduction de cellules fraîches et de leurs sécrétions, apporte à l'organisme des éléments précieux pour la correction et l'amélioration des défaillances dues à l'âge.

2. L'amélioration de la qualité de la vie. L'organisme stimulé par l'injection de cellules se trouve renforcé dans ses fonctions vitales et ses systèmes de défense.

3. La modification et l'extension de l'espérance de vie. Les éléments supplétifs injectés apportent à l'organisme âgé et fatigué la stimulation nécessaire pour résister aux attaques du temps.

Les cellules fœtales injectées sont complètement acceptées. L'embryon, pour ne pas être rejeté par sa mère, n'a pas développé de réactions immunitaires. La méthode est donc sans danger.

LES IMPLANTS PLACENTAIRES

Budget : environ 4 000 F l'implant (à renouveler tous les 12 à 18 mois) ou 2 500 F l'injection (à renouveler 2 fois par an).

But : combattre les fatigues, insomnies, douleurs articulaires, pertes de mémoire.

Principe : Pour l'implant : une incision d'un centimètre au-dessus du pubis dans laquelle est implanté le placenta. Deux points de suture discrets. Ou depuis peu, l'injection de placenta lyophilisé.

L'OPINION DU DOCTEUR VAN DEN BULKE
Plus le sujet est jeune, plus la méthode risque d'être convaincante... Encore faut-il avoir les moyens financiers !

Le professeur FILATOV a été le premier pratiquant de cette thérapeutique. Fort d'avoir remarqué qu'en conservant au froid les cornées à greffer, la greffe prenait mieux et plus vite.

Ainsi tout tissu vivant, maintenu en état de survie et placé dans des conditions anormales, se défend en produisant lui-même des substances : stimulines biologiques qui, introduites dans un organisme vivant en excitent les réactions vitales. Le tissu placentaire humain, récupéré dans les maternités, est des plus biostimulants.

Il serait censé prévenir chez le bénéficiaire de l'implant les atteintes du tissu conjonctif (os et articulations, système vasculaire, peau).

La méthode est sans danger, d'une innocuité absolue, pourvu que le placenta, prélevé dans des conditions stériles, ait subi les tests bactériologiques et virologiques.

Le placenta n'est pas la panacée ; ce serait une extraordinaire stimulation de l'organisme.

L'OZONOTHÉRAPIE

Budget : environ 300 F la séance ; 10 séances étalées sur un mois, pour un effet starter ; puis des séances d'entretien quand le besoin s'en fait sentir.

But : action anti-infectieuse, revitalisante et antidépressive.

Principe : sous perfusion pendant une séance d'un petit quart d'heure, le sang du patient est mélangé à de l'ozone médical, puis réinjecté.

L'OPINION DU DOCTEUR VAN DEN BULKE

La dernière-née de toutes ces techniques n'a pas encore eu le temps de convaincre.

« L'ozone médical » est un mélange d'oxygène dans de fortes proportions et d'ozone dans de faibles proportions. Ceci donne un « super-oxygène ».

De nombreuses et récentes expériences, notamment dans les milieux hospitalo-universitaires allemands augurent de son efficacité contre la dévitalisation.

La « dévitalisation » ressemble au vieillissement prématuré, ce mal moderne, appelé fatigue, dû le plus souvent à l'hypo-oxygénation de l'organisme.

Le stress vampirise notre oxygène. En crise, nous doublons notre consommation ! Comment s'étonner que chez certaines personnes l'hypo-oxygénation devienne chronique !

Dans cet état, c'est alors l'asphyxie cellulaire. Elle se traduit par une fatigue résiduelle qui devient, si on n'y prend garde, irréversible, déclenchant des désordres multiples dans le corps et accélérant le vieillissement.

L'attitude thérapeutique face à ces troubles vise à rétablir l'équilibre du métabolisme de l'oxygène, soit par une baisse de sa consommation, soit par une augmentation de son apport.

« *L'oxygénation tissulaire répond positivement au stress. Elle améliore la résistance à l'effort, les capacités intellectuelles, le sommeil, l'état général et le tonus. Elle a des répercussions sur la qualité et la tonicité de la peau.* » C'est ce qu'affirme le Docteur RINGLER, qui pratique l'ozonothérapie avec bon nombre de ses patients et avec autant de ferveur sur lui-même. Sa forme, son allure et son « peps » ne le démentent pas !

« C'est une thérapie à part entière, elle peut aussi bénéfiquement en compléter d'autres grâce à son action dans les syndromes dépressifs exogènes (surmenage, réaction émotionnelle et affective, dysérection secondaire, asthénies sexuelles, troubles du désir, etc.) »

LES PETITES ÂMES

Budget : selon...

But : conquérir jeunesse du corps et de l'esprit par personne interposée.

Principe : croquer la pomme.

L'OPINION DU DOCTEUR VAN DEN BULKE
La méthode du meilleur et du pire !

En médecine chinoise, le mandarin à la mi-temps de sa vie se rechargeait en énergie auprès de petites âmes (vraie jeune fille).

La méthode s'est universalisée, sans s'institutionnaliser...

L'ange ou le démon de midi ? L'expérience pour la jeunesse et la jeunesse pour l'expérience peuvent avoir des attraits réciproques. Attention à la casse !

La jeunesse du cœur reste bien le meilleur secret... Qu'elle s'exprime selon Monsieur BARCLAY ou Ronald et Nancy REAGAN !

L'ESTHÉTIQUE MÉDICALE CONTRE LE VIEILLISSEMENT

L'efficacité précise et fulgurante de ces méthodes table sur une relative cruauté. Il en est de plus douces pour qui sait apprivoiser le temps. Celles-ci sont destinées aux managers pressés !

Elles font partie des techniques de guerre.
Qui veut la guerre, prend les moyens.
Au niveau financier, ils sont le plus souvent lourds...
Qui veut la guerre, prend les risques.
Ces techniques même bien rodées, en comportent toujours un minimum.
Qui veut la guerre, veut la victoire...
Puissent ces techniques vous l'apporter...
Même si le mot victoire rime avec provisoire...

— Le lifting
— Le peeling
— La dermabrasion
— L'électroponcture des rides
— L'injection d'extraits embryonnaires
— L'électrocoagulation de la couperose et des rougeurs du visage

L'EFFET JEANNE COUROUBLE

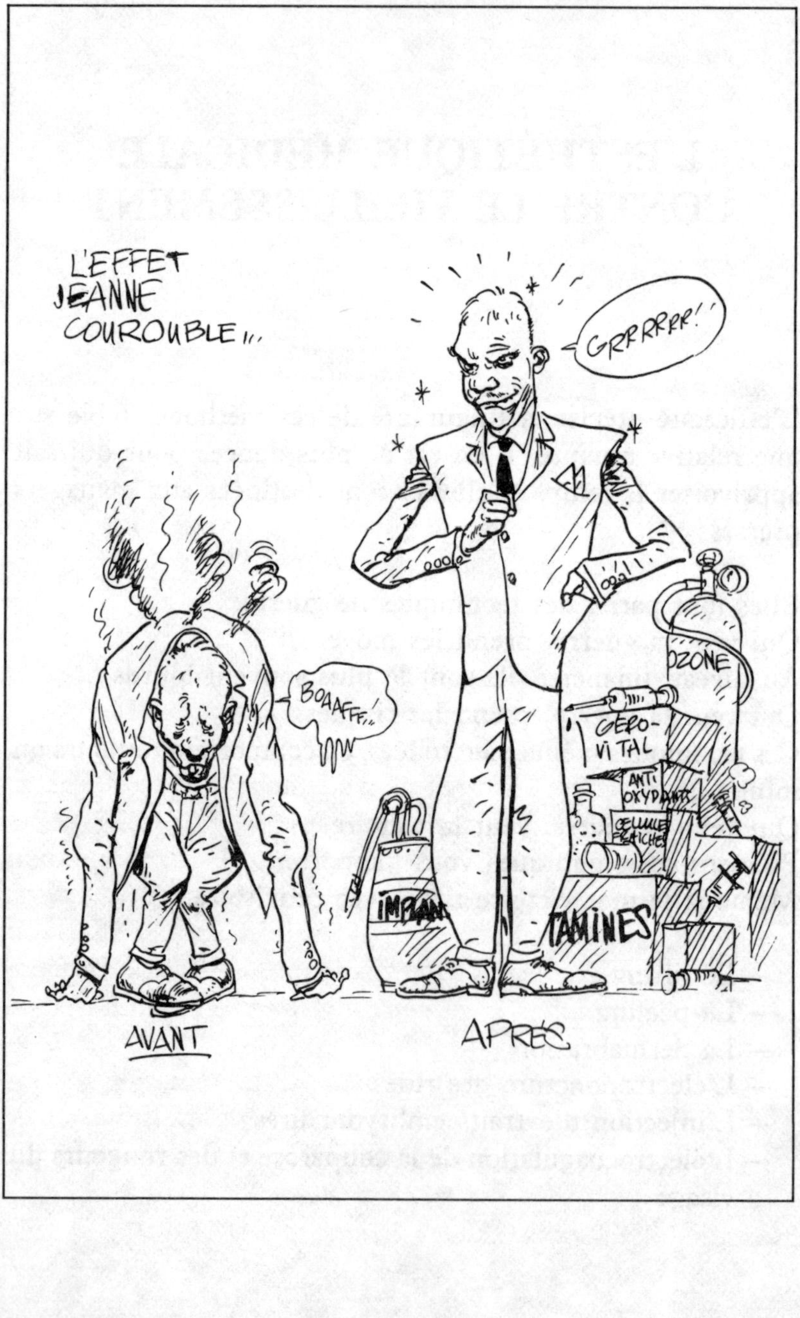

— Les implants de collagène
— Les injections d'autograisse.
— La gymnastique du visage.
— La ride sublimée.

LE LIFTING

Budget : environ 20 000 F pour un lifting complet du visage.

But : retendre la peau du visage.

Principe : retirer l'excédent de peau qui provoque l'affaissement du visage.

L'OPINION DU DOCTEUR VAN DEN BULKE
C'est l'intervention-reine sur le visage. Les résultats durables vous garantissent plusieurs années de répit. De très gros progrès ont été réalisés sur l'aspect esthétique.

Par incision, on décolle le plan cutané et on remet la peau en tension. On rapproche les deux berges de l'incision bord à bord et on recoud. D'infimes cicatrices restent. Elles sont savamment camouflées derrière les oreilles ou à la naissance des cheveux.

Bien sûr, il faut porter des pansements le temps des fils. Retirés au bout d'une semaine, il font place à des hématomes durant 3 semaines. Le résultat définitif se constate au bout de 3 à 6 mois.

Il est le plus souvent très réussi. Autrefois, on vous aurait félicité pour votre beau lifting, aujourd'hui, grâce à l'amélioration des techniques, c'est votre allure et votre jeunesse que l'on remarque.

Pour autant, bien sûr, que vous ayez pris la précaution de vous faire lifter en dehors de votre périmètre de relations. Beaucoup de patients profitent des vacances et des lieux de cure pour conquérir, avec le moins de gêne possible, cette nouvelle jeunesse.

LE PEELING

Budget : environ 2 000 F.

But : atténuer les ridules et imperfections d'une peau épaisse et terne sur le visage et le dos des mains. Niveler les petites cicatrices du visage, du thorax ou du dos.

Principe : provoquer la desquamation.

L'OPINION DU DOCTEUR VAN DEN BULKE
Le peeling est actif sur les petites ridules et l'éclat de la peau. Il ne faut pas en attendre davantage. Risques de photosensibilisation.

L'exfoliation ou peeling détruit la couche cornée de l'épiderme et provoque une réaction du derme, entraînant une régénération des tissus.

Plusieurs techniques peuvent être employées :

— Le peeling à la résorcine. La pâte est appliquée en couche épaisse et régulière. Temps de pose 20 minutes. Une séance identique est effectuée le lendemain. Dès le 4e jour la peau devient brune puis la desquamation commence. En règle générale, le 8e jour tout est terminé.

— Le peeling au Phénol. Il est un peu plus puissant. En raison de sa toxicité, de ses effets secondaires (risque cardio-vasculaire) et de la douleur provoquée, il exige une courte hospitalisation.

— Le peeling à l'acétate de mercure, type Anna Pegova. Application répétée pendant trois jours de produits à concentration progressivement croissante. Puis contrôle de la desquamation.

On prescrit systématiquement des pulvérisations d'eau d'Avène ou d'Eau de la Roche Posay ainsi qu'un traitement anti-oxydant et l'application d'un écran total durant 3 mois.

L'exposition solaire avant la fin de cette période pourrait entraîner des tâches brunes inondant le visage, ce que l'on appelle photosensibilisation.

Prévoyez aussi de vivre « caché » des autres pendant les 10 jours où vous ne serez pas beau à voir.

Histoire de réussir votre coup d'éclat !

LA DERMABRASION

Budget : environ 5 000 F.
But : effacer les rides non accessibles au lifting ou des cicatrices (acné, varicelle, traumas).
Principe : abraser à l'aide de meules l'épiderme jusqu'à l'apparition du derme sanglant.

L'OPINION DU DOCTEUR VAN DEN BULKE
Le savoir-faire de l'opérateur détermine la bonne et belle réussite de la dermabrasion. Les risques de cicatrices existent si les meules attaquent le derme.

La dermabrasion nécessite une hospitalisation de courte durée avec anesthésie locale ou générale. Cette technique mécanique est en fait une application autre des meules de dentiste.

Les meules extrêmement fines caressent la peau jusqu'à l'apparition du derme sanglant. On ressort couvert de pansements à garder pendant une semaine. Puis une petite croûte tombe et laisse apparaître une peau toute neuve. Toute neuve et fragile au soleil pendant au moins trois mois.

L'ÉLECTROPONCTURE DES RIDES

Budget : environ 300 F la séance ; 10 séances à raison d'une à deux par semaine.

But : résorber les rides moyennes et superficielles du visage et du cou, ainsi que le relâchement cutané modéré.

Principe : faire passer par des aiguilles un courant de basse fréquence dans la peau.

L'OPINION DU DOCTEUR VAN DEN BULKE
Ce n'est pas dangereux, mais les résultats sont aléatoires et le plus souvent de courte durée.

Le traitement consiste à faire passer un courant électrique de basse fréquence extrêmement faible, à l'aide d'aiguilles très fines, implantées dans la peau, parallèlement aux rides.

La séance d'injection dure en moyenne une demi-heure : le courant passe environ 8 secondes, demi-centimètre par demi-centimètre, ride par ride, pendant qu'une série d'autres aiguilles travaille 8 minutes à l'amélioration de la tonicité cutanée.

C'est un peu désagréable dans certaines zones, un peu astreignant par les 10 séances nécessaires, mais, selon les cas, les résultats peuvent être surprenants.

L'INJECTION D'EXTRAITS EMBRYONNAIRES

Budget : environ 350 F la séance ; 3 à 4 séances le premier mois pour un traitement d'attaque.

But : donner un coup d'éclat au visage et au cou.

Principe : injections superficielles.

L'OPINION DU DOCTEUR VAN DEN BULKE
Toujours le fameux mythe de Faust, n'oubliez pas que la jeunesse de votre visage dépend de votre jeunesse intérieure !

Le produit injecté provient du tissu embryonnaire d'ovins et de bovins, mis en suspension dans du sérum et aseptisé par filtration.

Inspiré des travaux d'Alexis CARREL et du professeur NIEHANS, ce traitement est supposé régénérer les tissus vieillissants.

Un test est effectué juste avant la séance pour éviter les rares allergies. Après la séance, on ne se maquille pas. Le surlendemain, on est éclatant de beauté ! « Just for a party » ! disent les Américains. Les détracteurs de la méthode préconisent une injection de rappel tous les 3 mois et bien sûr, les avant-veilles de fête !

L'ÉLECTROCOAGULATION DE LA COUPEROSE ET DES ROUGEURS DU VISAGE

Budget : environ 250 F la séance ; 4 à 5 séances minimum.

But : faire disparaître les rougeurs du visage.

Principe : l'électrocoagulation fine.

L'OPINION DU DOCTEUR VAN DEN BULKE
Traitement efficace et fiable, faire confiance à un opérateur de qualité.

Ces rougeurs généralement héréditaires apparaissent souvent avec la quarantaine. Ravages de l'âge que l'on attribue trop volontiers et trop brutalement aux stigmates d'alcoolisme chronique !

Bien sûr, quelques règles hygiéno-diététiques ne gâchent rien au traitement : éviter les excès d'alcool, épices et viandes en sauce.

Le traitement suppresseur de l'électrocoagulation fine donne d'excellents résultats. On introduit une aiguille très fine dans chaque vaisseau et l'on envoie pendant un temps très bref un courant de faible intensité. On voit le vaisseau blanchir en totalité ou en partie. L'opération est renouvelée au niveau de chaque vaisseau. Ce qui implique un nombre de séances proportionnel à l'étendue de la couperose.

Chaque séance dure 10 minutes au maximum et est suivie d'une brumisation au soluté de zinc qui calme l'irritation.

Les Implants de Collagène

Budget : environ 2000 F.

But : effacer les rides.

Principe : une séance d'injection d'une demi-heure.

L'OPINION DU DOCTEUR VAN DEN BULKE
Les allergies sont très rares, les résultats garantis, tout le problème réside dans le rapport durée du résultat/coût.

Cette méthode est utilisée avec succès depuis 1975, mais les collagènes évoluent. Ce sont des produits naturels préparés à partir de derme bovin ou de derme humain.

On dispose aujourd'hui de trois sortes :
— le collagène américain en suspension Zyderm I, II;
— le collagène japonais soluble à 2 % concentration;
— le collagène d'origine humaine pour les sujets allergiques.

Le Zyplast (collagène américain) est en cours d'expérimentation. Des ponts créés entre les fibres de collagène lui donneraient une plus grande stabilité permettant une injection, non plus superficielle comme le Zyderm, mais dans la couche profonde de la peau.

Quel que soit le collagène utilisé, un mois avant la première injection, on pratique un test cutané pour vérifier l'absence de réactions allergiques.

La séance d'implants dure en moyenne un demi-heure. Le collagène est injecté très superficiellement dans la peau avec une aiguille très fine. Le léger gonflement qui s'ensuit disparaît rapidement. Une anesthésie locale peut soulager les plus délicats.

Après la séance, les bains de soleil et saunas sont proscrits pendant 3 jours.

L'amélioration obtenue par cette technique antirides dure de 6 mois à un an.

LES INJECTIONS D'AUTOGRAISSE

Budget : environ : 2 500 F la séance ; 2 séances le plus souvent nécessaires.

But : effacer les rides profondes ou moyennes, telles les sillons naso-géniens, ou les rides du lion.

Principe : l'autogreffe : prélèvement de tissu adipeux et réinjection dans la zone sinistrée.

L'OPINION DU DOCTEUR VAN DEN BULKE

Technique déjà ancienne, remise au goût du jour, relativement simple et sans risque d'allergie, juste quelques bleus... Résultats spectaculaires à durée variable : du feu d'artifice à la lente consumation de la graisse et à la réapparition du sillon coupable.

Beaucoup d'hommes veulent gommer leurs « sillons d'amertume ». En une séance ou deux, les injections d'autograisse remodèlent leur visage, sans risque d'allergie. Elles traitent les rides et les dépressions cutanées.

Le Docteur FOURNIER et le Docteur RINGLER ont réactualisé cette technique. L'intervention d'une heure comprend deux phases :

— La lipo-aspiration
  Le prélèvement du matériau d'implant s'effectue de préférence au nivau de l'abdomen (graisse non hormono-dépendante). Après une asepsie rigoureuse, une anesthésie locale permet une intervention indolore. La graisse est aspirée par le vide créé dans la seringue. Elle ne subit aucun traumatisme car la pression est extrêmement douce.

— La réinjection
  Elle se fait avec la même seringue. Seule l'aiguille change. La partie du visage à traiter est anesthésiée. Le médecin effectue en sous-cutané, une injection traçante dans la ride, puis doucement, en retirant l'aiguille, la graisse vient combler la dépression.

Une méthode ancienne d'avenir ?

La Gymnastique du Visage

Budget : 5 minutes par jour.

But : assurer une meilleure trophicité musculaire, une meilleure circulation et un meilleur état cutané de la face et du cou.

Principe : faire travailler les muscles.

L'OPINION DU DOCTEUR VAN DEN BULKE

Inoffensive, à moins que vos affreuses grimaces s'adressent à votre partenaire, cette méthode toute simple assure des résultats lents et sûrs. Elle s'accommode mal du dilettantisme. Pratiquez-la avec autant de régularité que le brossage des dents.

Voici quelques exercices :

- les gammes :
  Prononcez l'une après l'autre les voyelles en exagérant le mouvement et... recommencez.
- La résistance :
  Appuyez le menton contre la résistance des deux points et contractez les muscles du cou.
- Le théâtre :
  Par des mouvements des yeux, manifestez votre étonnement, votre réflexion, ou scrutez l'horizon.

schéma p. 108

La Ride Sublimée

À l'âge des rides, se mesure l'expérience, se devine la sagesse.
Fripé du dehors, net en dedans.
Il n'y aurait rien à redire, sauf que...
Effrayés par notre propre vieillesse à venir, nous vissons celle des autres comme l'incarnation vivante de la menace.

La menace suprême pour nous actifs, de ne plus paraître « speed » (débordé donc demandé !), de ne plus penser vite et d'agir au ralenti...

Or, l'âge n'est qu'un glissement des désirs...

Du tourbillon à la sérénité.

Nos juvéniles à priori forcent les vieux aux ghettos. Et les ghettos forcent l'horreur du vieillissement !

LA RIDE SUBLIMÉE

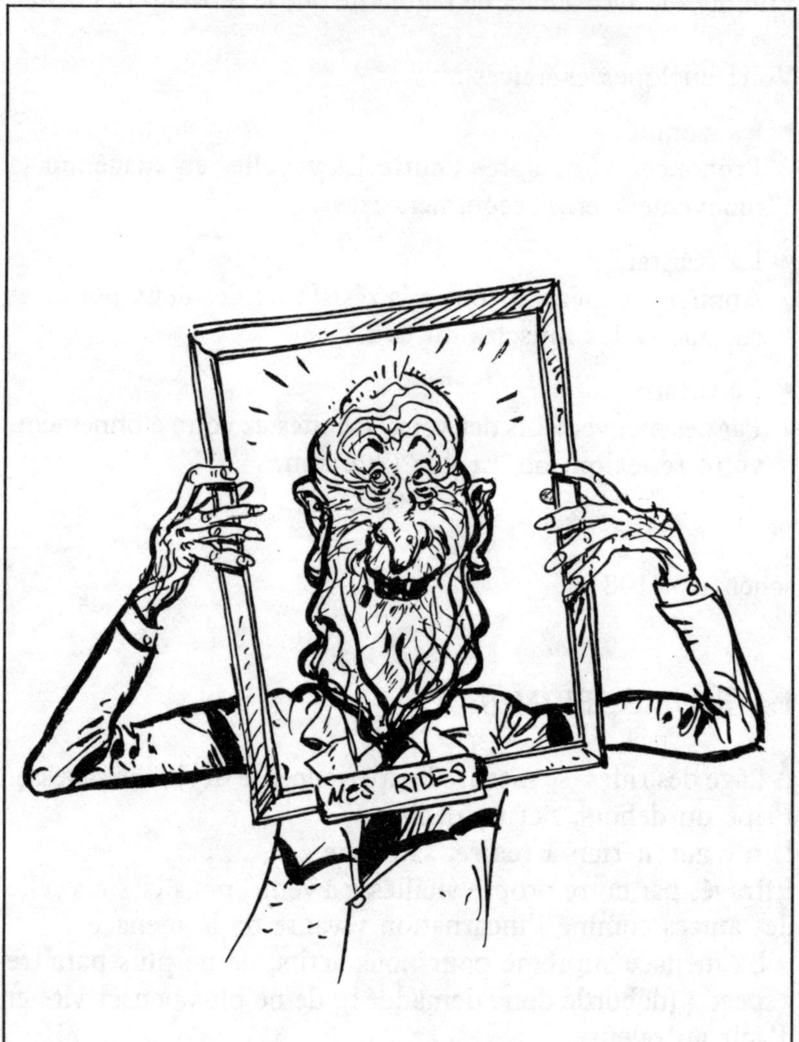

Ainsi se creuse la spirale tragique où comme les autres nous nous engouffrerons. À moins que...

Le pacte avec le vieillissement ne soit signé d'ici là. Que, forts des techniques nouvelles, nous puissions choisir librement d'afficher ou non notre âge.

L'avènement du rasoir n'a pas tué le barbu. Celui des techniques de rajeunissement n'enterrera pas le-petit-vieux-au-visage-plein-de-relief-qui-force-l'admiration !

OÙ EN ÊTES-VOUS ?

OÙ EN ÊTES-VOUS ?

VOUS ?

V.O.U.S.

4 lettres pour ne vouloir en dire que 3 :

M.O.I.

Entre l'émetteur et le récepteur :
une lettre de perdue, toutes les lettres de noblesse retrouvées !

Ce M.O.I. - Roi, pour soi...
Ce M.O.I. - Foi en soi...
Ce M.O.I. - Toi, pour l'autre...

Ce M.O.I. est moitié de l'univers.
Il y a moi, il y a lui.
Et l'univers sans moi, n'est plus celui que je perçois.
Ce M.O.I. moisit au fond de moi.
Choisir de ne plus moisir ?
Tant et tant de tentatives et pas le temps... tant pis !
L'appel du large sans doute...
Tant et tant de tentations pour s'échapper, fuir « en avant »...
Et moi, et moi, et moi ?
Quémander sa place, chercher à se « placer », avant même que de se « positionner »...
Assiéger l'univers, plutôt que de s'asseoir, soi, soi-même...
Halte là... respirons !
Prenons le temps de nous poser fermement sur le trépied de notre MOI.
Maîtrise...
Originalité...
Identité...
De cette trinité naissent l'aura et le charisme...

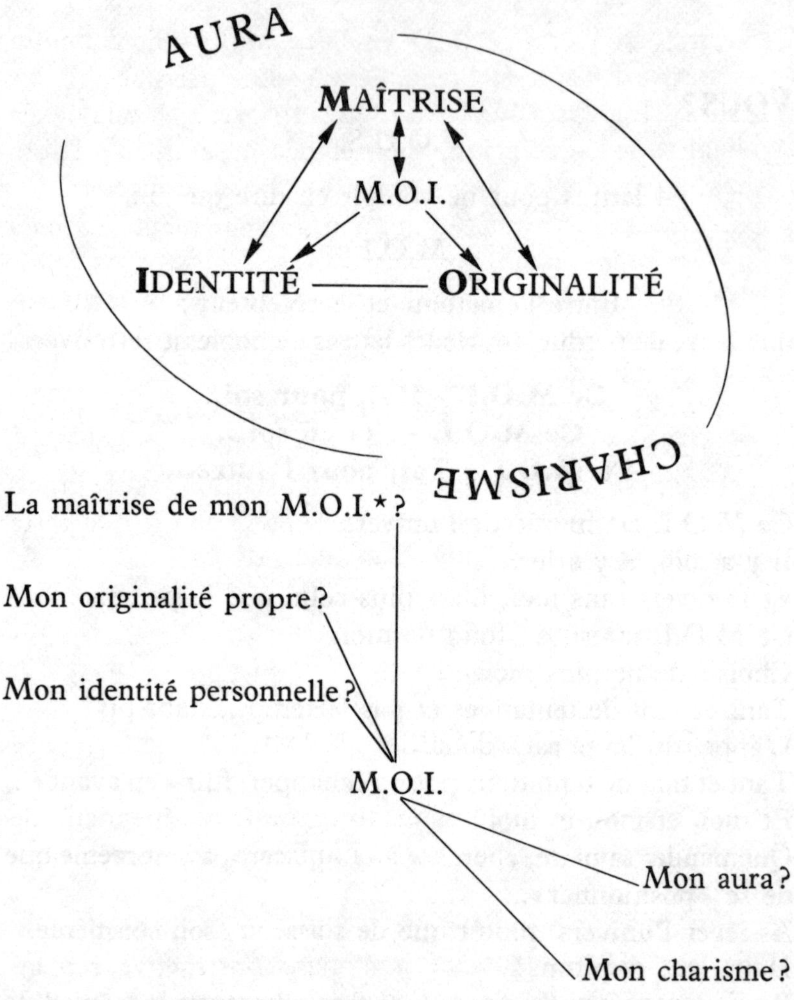

* Le MOI a l'esprit fugueur. Tenter de le saisir n'est point chose aisée... Voilà pourquoi, j'ai dans la formulation de ces questions multiplié les armes, courtisé la redondance, flirté avec le pléonasme... Que l'Académie me pardonne !

L'AURA, LE CHARISME...

Trouveras, trouveras pas... Devinez ce qu'il y a de commun entre Bernard Tapie et Sœur Teresa? Le charisme.

L'aura... L'auras, l'auras pas? Où la trouver? Ni cataloguée au chapitre de la contagion, ni enseignée en séminaire, l'aura n'est ni à prendre, ni à apprendre... L'aura se mérite.

Qu'est-ce au juste que cet étonnant rayonnement? Le halo d'un « Moi » lumineux.

L'aura est le fruit de la conquête de soi, le reflet de la dimension intérieure qui rejaillit sur l'autre. L'aura est séduisante, jamais séductrice.

Le processus de séduction procède d'un tout autre mécanisme : la conquête de l'autre. On lance ses filets sur ses désirs ou contre-désirs. On s'efforce de les satisfaire. C'est le grand jeu. Positif par ses défis, pervers par la perte du « je », la perte de son identité. La maladie du papier cadeau!

Placez votre énergie en lieu sûr :

VOUS ET VOTRE PROPRE IMAGE

Votre santé, votre affectivité, votre morale dépendent de l'image que vous avez de vous. L'opinion des autres aussi d'ailleurs!

Tout cela vaut bien quelques efforts.

Pour passer l'émoi du « je », à sa phase constructive, replongez de temps à autre dans le dictionnaire antistress (p. 89). Prenez un principe et un seul à la fois. Celui qui vous plaît, auquel vous adhérez parfaitement dans votre tête, pas forcément dans votre vie... Soulignez-le dans ce livre et avec vigilance inscrivez-le dans votre quotidien. Petit à petit, vous verrez se dessiner une auréole autour de votre tête...

Mais si, c'est vrai... Regardez-vous devant la glace, prenez conscience de votre image physique. Dans sa globalité, dans son entité... Les exercices de la vie pratique, rasage ou maquillage découpent notre visage en « tranches utiles », le menton pour ces messieurs, les yeux, la bouche pour ces dames... Rarement, nous nous regardons comme les autres nous voient ; c'est-à-dire entier... Offrez-vous de temps à autre ce luxe, sans focaliser obligatoirement sur le nombril. Acceptez-vous. Pourquoi voudriez-vous faire accepter aux autres ce que vous refusez vous-même.

En acceptant ce regard sur vous, vous renforcez votre précieuse « self-image ». Point d'indulgence béate, mais une réelle et amicale lucidité : au sortir du lit, vous ressemblerez difficilement aux photos des magazines ! Fruits de séances de maquillage, d'heures de studio, de mètres de pellicule et de lumières complices... Ne vous laissez ni impressionner ni démoraliser.

Vous êtes vous... C'est une très bonne base à partir de laquelle composer, harmoniser, vous amuser aussi... Trouvez-vous et renouvelez-vous. Cherchez à embellir votre image, c'est votre alliée la plus sûre. Même les féministes les plus véhémentes et les politiciens les plus aigris commencent à le comprendre !

TESTEZ-VOUS

Testez-vous... vérifiez où vous en êtes ! Et cent fois, sur ces pages contrôlez votre ouvrage...

Pas tout à fait au point aujourd'hui ? Normal, on vous prend à froid... Focalisez sur le bien-être et la forme, et demain vous flasherez au top niveau.

Vous n'allez quand même pas, à terme, vous laisser avoir par ces petits jeux...

« *Refuser le jeu ludique, c'est rentrer dans le jeu dramatique du vieillissement !* »

À vous de choisir...
Allez en piste :
À la conquête de la forme trois étoiles...

1. — Mordillez-vous l'orteil.

Résultats : *** OK, sans problème...
** Ça y est presque...
* Impossible...

2. — Croisez les mains dans le dos.
Un bras passe par le haut de l'omoplate, l'autre par le bas.

Résultats : *** OK, sans problème...
** Ça y est presque...
* Impossible...

3. — Posturez-vous parfaitement :
les vertèbres en contact avec le sol,
les paumes des mains face au ciel,
le menton rentré,
jambes tendues à la verticale,
talons vers le plafond.

Résultats : *** OK, sans problème...
** Ça coince quelque part...
* Impossible...

4. — Les épaules fixées dans le prolongement du corps, regardez le plus loin possible derrière vous...

Résultats : *** OK, à 180°...
** OK, à 120°...
* OK, à 90°...

5. — Ramassez naturellement un objet par terre.
Et vérifiez votre pratique habituelle.

Résultats : *** OK, vous pliez les genoux...
** De temps en temps...
* Vous courbez le dos seulement...

6. — Respirez profondément.
Combien de temps dure votre inspiration réelle maximale ? (Souffler n'est pas jouer, retenir sa respiration non plus !)

Résultats : *** OK, plus de 6 secondes...
** De 4 à 6 secondes...
* Moins de 4 secondes...

7. — À quand remontent vos derniers rires aux éclats ?

Résultats : *** OK, moins d'une semaine...
** Entre une et trois semaines...
* Plus de trois semaines...

8. — Pour vérifier votre position du corps dans l'espace : faites la danse du ventre et demandez l'avis de votre partenaire.

Résultats : *** Sexy...
** De bonne volonté...
* Grotesque...

9. — Avez-vous quotidiennement votre joie, votre surprise et votre découverte ?

Résultats : *** OK, pour mon plus grand plaisir...
** Pas le tiercé, mais presque...
* Exceptionnellement...

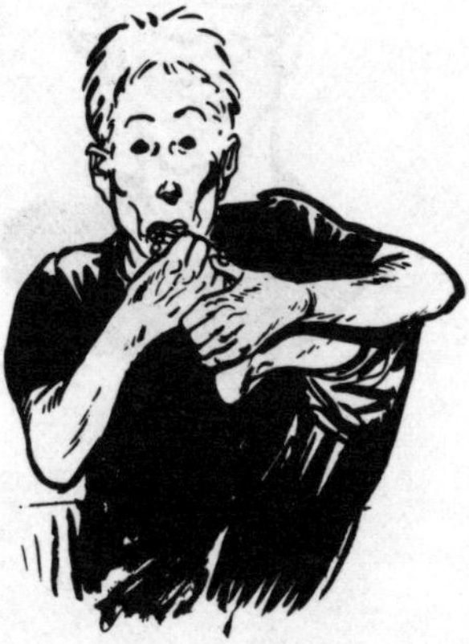

1

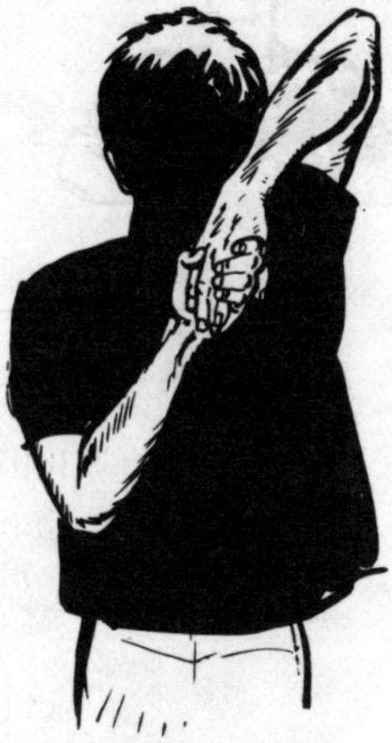

2

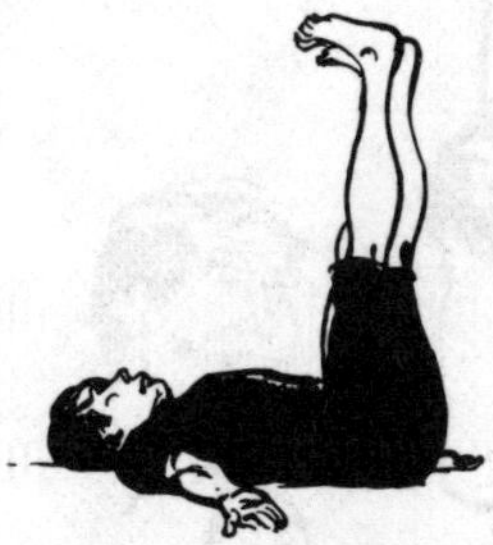

3

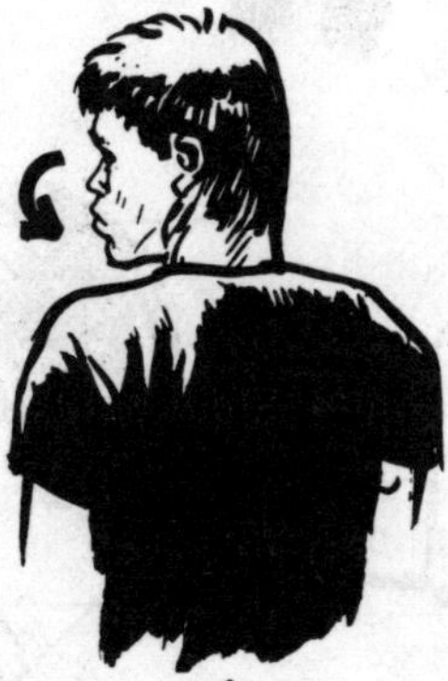

4

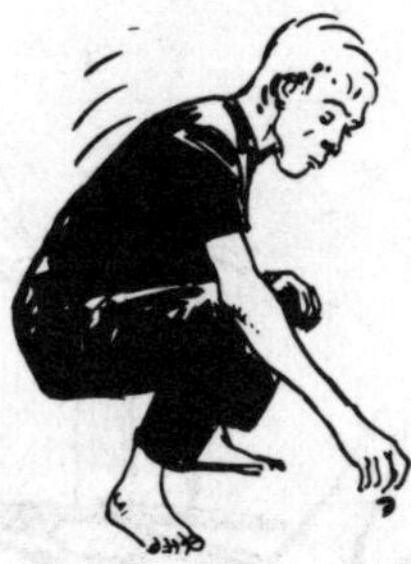

5

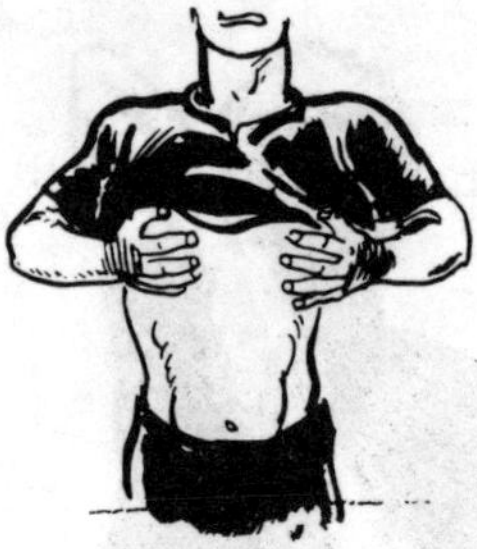

6

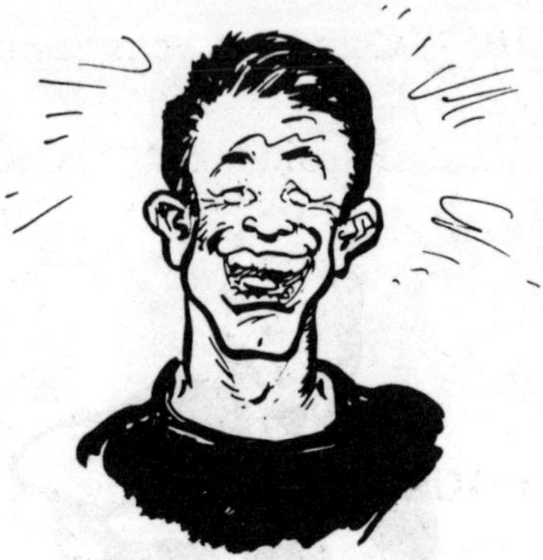

7

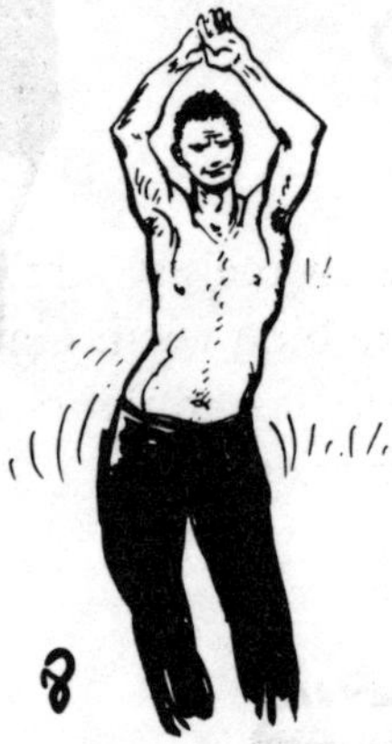

8

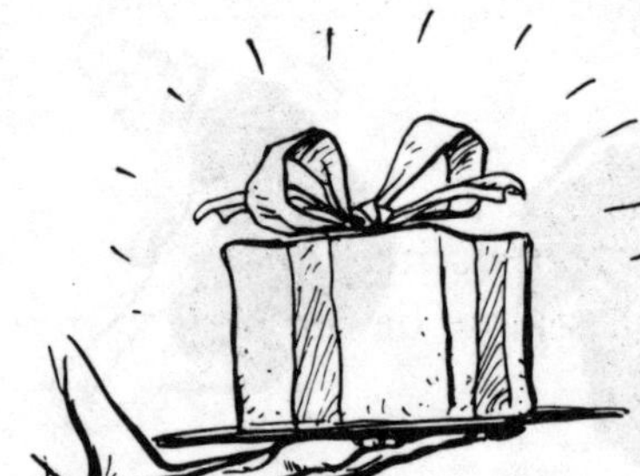

9

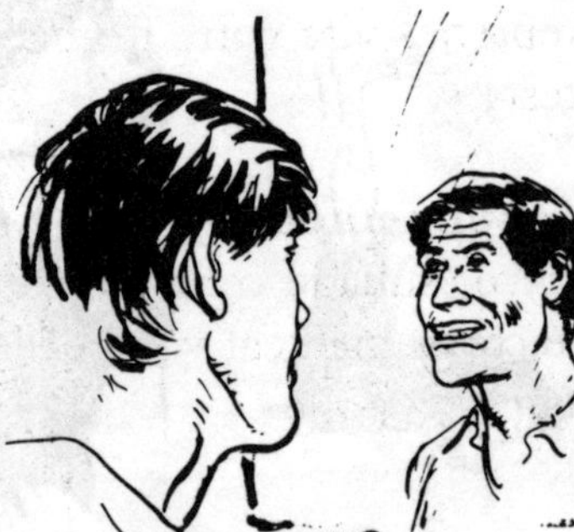

10

10. — Comment vous regardez-vous devant le miroir?

Résultats : *** OK, avec fierté...
** Comme tout un chacun...
* Par la force des choses...

VOUS TOTALISEZ :

Un maximum de ***
Au bal des étoiles, votre forme est star.
Votre santé respire le luxe bien vécu. Gardez les moyens...
Contemplez régulièrement les couleurs de votre ciel!
Que jamais il ne s'assombrisse!

Une moyenne de **
Ni bien, ni mal...
Tous les moyens de faire mieux!
Reprenez vite votre forme en main, et... dans quinze jours ce test!

Un abonnement *
Bravo, suicide contrôlé en voie de réussite.
Le corps médical vous décerne la palme de membre bienfaiteur.

À LA CONQUÊTE DU BIEN-ÊTRE

UNE NOUVELLE SENSUALITÉ

LE PLEIN D'ÉNERGIE

L'ÉLIMINATION

LA RESPIRATION

DE L'IMPORTANCE D'UNE BONNE RESPIRATION

COMMENT FAIRE LE PLEIN D'O_2?

APPRENONS À RESPIRER

LE TOUCHER RESPIRATOIRE

UNE MÉTHODE POUR ARRÊTER DE FUMER

CE QUE LA BONNE RESPIRATION PEUT VOUS FAIRE GAGNER

LA NUTRITION

DE TOUT UN PEU ET UN PEU DE TOUT

LES GROSSES ERREURS

LA POSTURE

LE SPORT

À LA CONQUÊTE DU BIEN-ÊTRE

Quel beau cheval de bataille, le bien-être...
N'est-ce pas la plus noble conquête à envisager ?

UNE NOUVELLE SENSUALITÉ

La sensualité borde tous les rapports humains, et sous-tend bien des débordements...

Des gens qu'on ne peut « sentir » à ceux qui nous « touchent »... De près, de très près ou... De si près que leur chaleur, leur parfum, leur peau, chantent un hymne d'allégresse à tous nos sens !

Nos sens tournés vers l'autre... Cet autre dans lequel l'amour de soi s'oublie si facilement ! Pauvre amour de soi, bafoué, oublié... N'existant que par la grâce de l'amour d'un autre !

Pauvre amour qui se partage au lieu de se multiplier... L'amour de l'un à l'un, de l'autre à l'autre, multiplié de la rencontre des deux génèrerait l'amour avec un grand A...

Ah... L'amour, l'amour... Découvrons l'amour de soi. Que la sensualité qui anime notre quête de l'autre œuvre pour notre reconquête intérieure.

Respiration, posture, nutrition :

Trois sens essentiels pour découvrir d'autres voluptés, d'autres plaisirs.

En quelque sorte, une nouvelle sensualité... Plus privée, plus intime... Tout aussi rayonnante !

Nouvelle pour soi... Pas nouvelle en soi... Montaigne s'en extasiait déjà : « C'est une absolue perfection et comme divine, de savoir jouir loyalement de son être. »

LE PLEIN D'ÉNERGIE

Débordez d'énergie, de joie et de santé et de vitalité...

Pour favoriser ces débordements, retournons aux sources de l'énergie :

- L'énergie génétique, votre cadeau de naissance.
- L'énergie solaire, à respirer à pleins poumons.
- L'énergie ingurgitée, à consommer avec discernement.

Un corps à corps avec quelques bonnes habitudes à prendre et vous serez maître d'œuvre de deux sources sur trois.

Apprenez vite à respirer, à vous nourrir et à vous posturer au mieux pour en tirer bénéfice.

Sachez aussi ne pas vous encombrer des toxines et déchets, bref, sachez éliminer.

L'ÉLIMINATION

Ce triumvirat — respiration, nutrition, posture — gère le flux d'énergie positive. Par l'intermédiaire d'une centrale d'épuration s'effectue le reflux, ni plus ni moins superflu...

Éliminer les toxines de l'air, les toxines de l'alimentation, les toxines de fonctionnement, est tout aussi vital, et tout autant synonyme de confort.

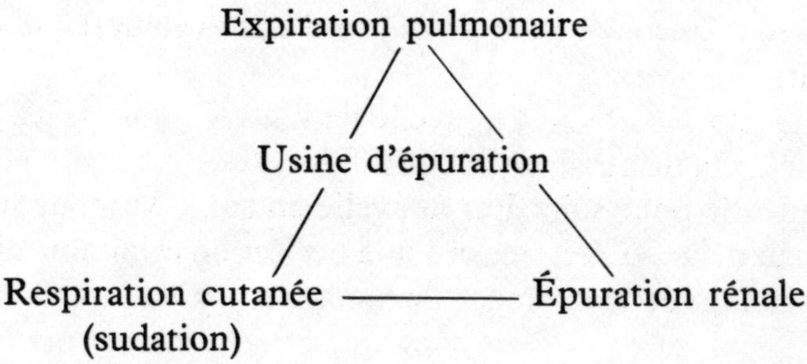

L'expiration pulmonaire s'active par le sport, par une bonne éducation respiratoire.

L'épuration rénale bonifie par l'absorption d'eau, l'alimentation équilibrée, le sport et une bonne éducation ! Ou une bonne contre-éducation ! Pipi est une fonction naturelle qui sied aussi aux intellectuels ! Ne vous mutilez pas faute d'élimination !

N'allez pas clamer à la ronde « Même plus le temps de pisser ! » Faites... Prenez le temps. C'est bête à dire, mais tellement vrai !

Qui n'a jamais repoussé ses envies ? « Juste un petit coup de fil urgent et j'y vais » pense-t-on dans son for intérieur... Pas si fort que ça, d'ailleurs ! Trois coups de fil de plus et on embraye sur un rendez-vous dans une fidélité de désirs et un inconfort grandissant ! Pendant ce temps, les toxines sévissent, les maladies s'organisent, le stress monte...

Médicalement reconnue, la sudation souffre d'un handicap social ! Rien n'est plus beau qu'un marathonien à qui il reste encore quelques gouttes de sueur à verser sur la ligne d'arrivée ! Rien n'est moins ragoûtant qu'un homme d'affaires suant et transpirant !

Moralité, essayez de dissocier labeur et sueur !

En tout état de cause la peau doit respirer avec la permission de vos vêtements, s'il vous plaît !

LA RESPIRATION

DE L'IMPORTANCE D'UNE BONNE RESPIRATION

Physiologiquement la respiration consiste :

- à capter l'oxygène de l'air,
- à le transporter via les globules rouges dans nos cellules,
- en retour, à épurer le sang des toxines produites par le fonctionnement de ces mêmes cellules : le gaz carbonique.

La respiration a donc une double fonction :

- la nutrition en oxygène,
- l'épuration du gaz carbonique.

Elle approvisionne le corps en énergie et le dynamise. Elle le nettoie de sa propre pollution et l'entretient.

La respiration ventile ses bénéfices. Le souffle de bien-être, c'est elle ! Vous voulez devenir hermétique aux méfaits du stress ? « Respirez dans la vie » d'abord au sens propre, puis au sens figuré. Ce deuxième sens traduit d'ailleurs mentalement les bienfaits physiques du premier !

Une expérience curieuse m'a révélé l'importance de l'oxygène et du carbone.

Un beau matin, après ma douche mon monde se mit à basculer. L'angoisse en moi comme une vilaine petite bête monta, monta, monta... Elle me saisit à la gorge et monta encore...

Je me sentais devenir folle, nerveusement folle, complètement folle. Mon cerveau tanguait comme une espèce de bateau ivre mettant le cap sur la folie. Je chavirai. Coma.

Quelques heures plus tard, je me réveillai nue, dans un caisson à oxygène. J'étais à l'hôpital de Garches. Ce caisson ressemblait à un cercueil de verre. Volontiers, je me serais prise pour la Belle au Bois Dormant tant et tellement le réveil fut doux.

Après une heure d'oxygène intensif, je fus reconduite dans une chambre commune. Là, une femme souffrait. Elle venait d'être amputée. Était-ce une sorcière ? « Mais non », riais-je, « elle n'a plus qu'une jambe et pas de balai ! » Et de rire, rire à m'étouffer. De bon cœur, sans cruauté aucune ! Moi, sensible jusqu'à la sensiblerie, je riais de tant de douleur !

Le lendemain fut nettement moins drôle. Je réalisais l'intoxication subie par un chauffe-eau défectueux et la nécessité des soins. L'oxyde de carbone inhalé accidentellement avait créé le malaise, proche de la folie, puis engendré la perte de connaissance.

L'oxygène pur du caisson m'avait apporté soulagement, euphorie et fou rire.

La pertinence des réactions psychiques et émotionnelles dépend donc de l'atmosphère respirée !

Aujourd'hui, forte de cette constatation muée en conviction, je veille à ce que Jerry Lee LEWIS appelle : « La chimie de mon corps » !

COMMENT FAIRE LE PLEIN D'O_2 ?

Vous aspirez à savoir respirer : pas de problème, cela s'apprend. De toutes les fonctions physiologiques importantes de notre organisme, la respiration est la seule sur laquelle vous pouvez agir directement et volontairement. Elle est sous la dépendance de votre volonté.

Repérez parmi ces trois respirations, celle que vous pratiquez :

- La respiration d'épaule.
  Pour donner une image : c'est la respiration du sanglot. Elle n'utilise qu'environ 10 % de la capacité pulmonaire.
- La respiration de poitrine.
  C'est la respiration du « bombe-le-torse ». Elle n'utilise que 20 % de la capacité pulmonaire.
- La respiration complète à point de départ abdominal.
  Avec un peu d'entraînement, elle permet d'utiliser la totalité de notre capacité pulmonaire.

Visez la reconversion ou l'amélioration de vos habitudes respiratoires. Les progrès peuvent rapidement vous métamorphoser. Vous donner un nouveau souffle !

Comment fonctionne la respiration ?

En deux temps : l'inspiration et l'expiration. Le rapport normal de durée de l'inspiration à l'expiration est de 10 à 16. Pensez à expirer toujours plus longuement.

Le rythme courant de 12 à 16 respirations à la minute diminue pendant le sommeil et se multiplie largement pendant l'exercice physique...

La capacité totale du poumon est d'environ 4,5 litres. La respiration inconsciente, non travaillée, n'en fait circuler que 0,5 litre environ.

APPRENONS À RESPIRER

À la reconquête de votre respiration, vous allez apprendre à palper et à localiser ces mouvements. Pratiquez de préférence devant une fenêtre ouverte ou dehors. Vos vêtements ne doivent pas vous gêner.

LE TOUCHER RESPIRATOIRE

Couchez-vous sur le dos.

1.

- Posez les mains sur le ventre.
- Respirez.
- Sentez à chaque mouvement respiratoire les mains se soulever et s'abaisser.

2.

- Posez les mains sur les côtes flottantes de part et d'autre de la cage thoracique.
- Sentez à chaque mouvement respiratoire vos mains s'écarter puis se resserrer.

3.

- Posez les mains sur la poitrine.
- Sentez à chaque mouvement respiratoire vos mains se soulever et s'abaisser.

Par ces trois positions, vous avez senti de l'intérieur la mobilisation des différents segments concernés par la respiration. Après la prise de conscience, passez à la pratique.

Toujours couché sur le dos :

- respirez lentement et amplement,
- soulevez le ventre,
- puis écartez les côtes flottantes,
- gonflez la poitrine,
- abaissez la poitrine,
- rapprochez les côtes flottantes,
- resserrez au maximum votre ventre.

Et recommencez, en respectant calmement l'ordre du flux et du reflux de l'air. Vous avez acquis le sens de ce mouvement. Prenez un peu de liberté, accomplissez-le debout, assis, dans trente-six positions...

Cette respiration permet d'utiliser la quasi-totalité de la puissance pulmonaire, de bien déplisser les alvéoles où se font les échanges gazeux, d'alimenter le corps en énergie de l'air et de chasser l'air vicié.

L'hygiène respiratoire consiste à pratiquer quotidiennement pendant une ou plusieurs périodes de quelques minutes cette respiration complète.

Démarrez la journée par ces exercices, et renouvelez-les pendant les temps morts (trajets ou ascenseurs, attente à un feu rouge, etc.). Ainsi vous vous ressourcez à peu de frais.

La tension monte ? Même remède : respirez fort... Quelle douce thérapeutique contre les contrariétés et les émotions ! Immédiatement vous reprenez votre contrôle personnel, et jouissez d'une confiance et d'une sérénité accrues.

Les inhibitions vous coincent ? Respirez et osez...

Prenez possession de vos poumons, vous gagnerez en possession de vous-même et de votre univers.

Prenez plaisir à commander votre organe ventilatoire. Faites mentir le mot de GIONO : *Je me suis toujours étonné que les gourmands ne le soient pas d'air pur !*

UNE MÉTHODE POUR ARRÊTER DE FUMER

Tout simplement, apprenez à respirer pleinement. Entraînez-vous grâce aux exercices déjà décrits. Redécouvrez votre capacité de jouissance pulmonaire. Qu'un fumeur invétéré prenne conscience de ce régal, et il renonce au tabac. Ce trublion dans la conquête des bienfaits de l'air ambiant !

Un fumeur sur quatre meurt d'une maladie liée au tabac.

Il y a plus convaincant ! Songez que sur dix fumeurs renonçant au tabac avant la « dead line », dix retrouvent la jouissance de l'atmosphère !

Le plaisir s'impose plus facilement que le spectre de la mort ou l'interdit ! L'incompatibilité des plaisirs amène d'ailleurs l'un à chasser l'autre. De celui de fumer à celui d'humer...

Respirez le bien-être, la santé. De surcroît vous retrouverez la saveur des grands vins, des petits plats et des baisers frais...

Les reconvertis prêchent avec virulence l'apartheid fumeur/non fumeur. Dans les lieux publics, au restaurant où le phénomène s'amorce... Plutôt que les belles pancartes, mieux vaut le bon souffle contagieux !

Ce que la Bonne Respiration Peut vous Faire Gagner :

- plus grande résistance physique,
- abaissement de la tension artérielle,
- diminution des maladies cardio-vasculaires,
- régression de l'asthénie,
- peau plus belle,
- rejet du stress,
- meilleur contrôle des émotions,
- meilleure efficacité intellectuelle, etc.

LA NUTRITION

Avez-vous déjà vu un animal obèse ?

Un toutou-à-sa-mémère, peut-être et encore... est-ce autre chose que le reflet de sa mémère monté sur quatre pattes ?

Non, les animaux, les vrais... rendent à la nature ce qu'ils prennent. Ils ne grossissent pas...

Pourquoi nous alors ?

Qui a cassé la machine ?

Pauvres humains, trop malins ; en intellectualisant leurs envies, en socialisant la table, ils ont détraqué leur balance et leur horloge internes. Ils ont rompu l'exquise connivence de la bouche et de l'estomac. Ils ont placé le débat plus haut. Tout dans la tête...

Et on a nourri cette tête de kilos de livres pour perdre des kilos de trop. Et les livres faisaient recette... Et les recettes s'étalaient dans les livres. C'était presque indécent !

Alors on a épicé les recettes de mythes :

- Le mythe des 3 000 calories ; celui-là avait le mérite d'occuper ses fidèles à compter plutôt qu'à bouffer !
- Le mythe du jeûne ; là au moins on économisait pour mieux se documenter.
- Le mythe du régime dissocié permettait de ne salir qu'une assiette par repas !

Et chaque auteur d'y aller de sa sauce... Les plus doués concoctent un mélange bouffe et motivation : « MANGER POUR GAGNER » « MANGER POUR GUÉRIR »...

Les plus pervers découperaient le proverbe en rondelles : « manger pour vivre et non vivre pour manger ».

Tome un : manger pour vivre.

Tome deux : vivre pour manger...

Bref, lassée de tant et tant de contradictions, j'ai pris le parti de ne vous offrir sur le sujet que trois feuilles assaisonnées de règles de bon sens.

Bien assez pour apprendre à vous nourrir sainement, éduquer vos enfants dès le plus jeune âge, sans décourager les meilleures volontés. Suffisamment aussi pour vous faire perdre quelques kilos, si tel est votre problème.

De Tout un Peu et un Peu de Tout

Notre corps a besoin de :

- 55 % de glucides,
- 30 % de protides,
- 15 % de lipides.

Soit : presque 4 portions de glucides, pour 2 portions de protides et 1 portion de lipides. Tout semble simple.

Les choses se compliquent dès que l'on souhaite « classer » les aliments. Presque tous présentent un cocktail de deux ou trois catégories.

Pour suivre avec rigueur ses quotas, il faut donc pratiquer l'autopsie !

L'obsession des chiffres, à ce niveau, ne vous anime pas forcément. Vous préférez les pirouettes des kilofrancs à celle des kilocalories ? Normal, vous êtes manager, pas apothicaire ! Vous n'avez pas que ça à faire, n'est-ce pas ? Optez pour la simplification.

« Un peu de tout et de tout un peu »

Cette formule magique vous garantit un sans risque/sans souci absolu...

Si vous craignez que la modération ne soit pas votre fort, retenez et contournez ces erreurs. Apprenez-les sur les doigts de la main. Par bonheur, il y en a quatre importantes et une cinquième : le pouce-café...

Les grosses erreurs

— **Les fritures** : frites, peau de volailles, etc.

— **Les sucres rapides** : bonbons, chocolat, pâtisserie, sucres et sucreries, etc.

— **L'excès de graisse d'origine animale.**

— **Les boissons alcoolisées** : bières, vin, alcool, etc.

— **Le café.**

Grosses erreurs pour les gros, petites erreurs pour les maigres, erreurs pour tous... Autant pour ceux qui convoitent le juste poids que la bonne énergie !

Vous voulez maigrir ? Identifiez la grosse erreur coupable et boycottez-la...

Vous ne pouvez vous passer de sucre dans le café ? Passez-vous tout simplement de café, éduquez-vous ou palliez au problème par la solution sucrette.

Pour combien de gens d'affaires, la diminution d'alcool, sans changement d'habitudes alimentaires, suffit à maigrir. Prenez goût au très bon vin. Vous vous limiterez alors à la dégustation !

Techniquement, il est rarement difficile de PERDRE DU POIDS. Pratiquement, ce sont des penchants d'AUTODESTRUCTION qui nous gênent, plus que des penchants de plaisirs qui nous entraînent.

À moins que ce ne soit les autres...

Ne vous laissez pas influencer. À vouloir coller à l'image du bon vivant, drôle parce qu'il boit trop, convivial parce qu'il mange énormément, que de faibles d'esprit sont devenus faibles de corps... Pourtant, l'ivresse des idées est souvent inversement proportionnelle à celle des individus !

UN NOUVEAU SAVOIR-VIVRE SANTÉ EST NÉ

Soyez dans le coup !

La farandole des alcools ne danse plus sur les tables de réception. Du vin, juste du très bon vin et quelques grands crus d'eau minérale. Finie aussi la valse des plats... Jaloux de son capital-santé, le « gratin » de ce monde joue à la dînette !

Les lampions de la fête brillent ailleurs ! Reste à les éteindre à heure raisonnable. Préserver son capital-sommeil. Annoncez en début de soirée l'heure de clôture des festivités et tenez-vous-y dans l'intérêt de tous.

Le moment venu les plus civilisés se prononcent, les plus hypocrites offrent sur un plateau quelques « fous-moi-le-camp », déguisés en jus de fruits.

Et le tour est joué. À minuit tout le monde s'est envolé. Plaisir d'une réception sans nuisances. La santé se vit. Tout comme la table, elle se partage ! Faites fête à la santé ! La vôtre, la nôtre, la leur...

Traduisons en plaisir tout ce qu'apporte en bienfaits la diététique. Fini ce mot synonyme de rigueur, de privation, de sérieux... La diététique est aussi l'affaire des vrais jouisseurs. Ceux qui possèdent un instinct de nantissement supérieur à l'instinct d'anéantissement !

Ceux qui préfèrent faire fleurir les petites tisanes que de « s'éclater » au café.

Deux à trois tasses de café par jour suffisent à doubler votre taux d'adrénaline. L'arôme principal du café est de générer l'énergie. D'accord, vous en avez besoin... Mais pas de cette énergie artificielle qui vous abîme... La caféine sollicite malhonnêtement votre cœur pour un surcroît de travail. Essayez d'y renoncer pour vous et pour les autres. De grâce, dans les bureaux, l'accueil peut-être conçu autrement. Recréez un rituel de bienvenue.

Un petit marché à LA VIE CLAIRE assure un plaisir sans remords ! La nutrition ne doit pas être une succession d'interdits, juste un rythme de croisière équilibré à trouver.

Et comme dans toutes les belles croisières, il est des îlots pour se reposer. La java deux ou trois fois par mois, n'a jamais fait de mal à personne.

Quelques excès ponctuels, un peu de lest assurent plus sûrement la perennité de l'équilibre... Le tout est de les maîtriser, d'enrayer très vite les éventuels effets pervers.

Une alimentation équilibrée épargne les filtres de votre corps. Vous restez « propre » de l'intérieur. Un excès, au contraire, produit des toxines et des radicaux libres. L'important est de les éliminer avant d'être encrassé.

UN TRUC POUR RÉPARER L'EXCÈS

Le lendemain :

— Buvez 2 à 3 l d'eau dans la journée.
— Buvez aussi 1 l d'infusion d'un mélange de feuille de cassis, de sauge et de reine-des-prés.
— Alimentez-vous de manière stricte et hyperlégère.
— Pensez au plaisir de votre système digestif à retrouver.
— N'ayez pas de remords, ne vous faites pas de reproches.

La culpabilité engendre la régression. Vous vous souvenez quand, tout gamin, vous voliez des confitures... Si vous réveillez le petit enfant coupable et puni qui sommeille en vous, vous risqueriez de ne plus vouloir en sortir en adulte responsable.

DES TRUCS POUR LES ÉVITER

— Un petit refrain, à servir comme le bénédicité :
« Plaisir du "bec" ne dure qu'un moment, chagrin du corps... »
— La nourriture n'est pas une récompense.
Le susucre après un tour de piste, c'est bon pour le cirque !
— La nourriture n'est pas une punition.
Ne la transformez pas en arme contre vous.
— La nourriture est un besoin.
D'elle, vous tirez votre énergie positive.
— La nourriture est un plaisir.
Que dire du plaisir ? Si ce n'est qu'il devrait être absolu comme le Plaisir... Diffus comme le Plaisir !
Plaisir du palais, de l'oesophage, de l'estomac, du foie, des intestins...
Plaisir d'aujourd'hui et de demain...

Fête des sens : n'hésitez pas sur la mise en scène...
Quelques bougies ou du foie gras sur la table, l'esprit est là...
Quelques fleurs, ou une boîte de chocolats, l'intention y est...

Petite, toute petite bouffe, dans les grands plats...

— Rythmez le plaisir.
Une entrée en scène sérieuse et copieuse le matin, un déjeuner léger le midi et un dîner-détente le soir.
Trois fois par jour, ça vous va ?

Et beaucoup d'eau, rien que de l'eau pour couler de l'un à l'autre...

LES MÉFAITS DE LA MALNUTRITION

— L'absence de bienfaits.
— La porte grande ouverte aux maladies dites de surcharge :
  - athérosclérose (infarctus, artérite des membres inférieurs, hypertension artérielle, etc.);
  - surcharge de poids et ses complications (goutte, diabète, arthrose, problèmes de dos, etc.).
— L'asthénie.

LES BIENFAITS DE LA JUSTE NUTRITION

— Plein d'énergie.
— Ralentissement du phénomène de vieillissement.
— Jouissance intérieure.
— Apparence extérieure.
— Acceptation sociale.
— Dynamisme et efficience physiques et intellectuels.

LA POSTURE

Qu'est-ce qui marche à quatre pattes, à deux, puis à trois ? Faites mentir le sphinx ! Enrayez l'infiltration galopante de cette troisième patte qui vous menace avec l'âge...

Laissons à nos ancêtres ce touchant cliché :
Un homme courbé, rétréci, ratatiné, la tête penchée vers le sol, jouant de sa canne comme d'un point d'équilibre indispensable avant la position couchée terminale.

L'évolution nous enseigne que nous étions d'abord poisson, puis reptile, puis quadripède, avant que, « erreur », nous nous mettions debout !

Et là, les problèmes commencent ! Sommes-nous réellement faits pour nous tenir debout ? Bonne question quand on sait qu'un adulte sur deux souffre de douleurs du dos.

Mal de dos, mal du siècle... Quelle réponse apporter pour soulager nos malheureux contemporains de leur verticalité ?

Ne vénérer que les sièges couchettes, ou proposer à EPEDA de s'accoler le sous-titre de « mobilier de bureau »... Proposer un conseil d'administration dans un gigantesque « plumard » où chaque membre trouve sa place. Vous imaginez du même coup, on balance les prémices d'un consensus et la claque aux vilaines petites douleurs de dos !

Revenons-en à nos cuisines... La colonne vertébrale n'est pas autre chose qu'une pile de 32 assiettes reliées entre elles par une multitude de petits ligaments ou haubans. Les 32 assiettes sont appuyées sur une grande colonne musculaire qui va de la nuque au talon.

La santé du dos repose sur deux éléments :

— la bonne tension des haubans d'amarrage entre les vertèbres,

— la longueur des masses musculaires postérieures.

Par un curieux hasard, nous nous efforçons à longueur de journée de rétrécir cette colonne musculaire. Derrière le bureau ou le volant, devant l'assiette ou la télévision, nous sommes pliés... La colonne musculaire postérieure se rétrécit. Par voie de conséquence, elle nous courbe chaque jour un peu plus vers l'avant.

Ainsi s'engendrent les troubles de la statique allant des douleurs les plus simples aux plus insupportables.

Regardez-vous vivre et vous constaterez votre belle constance à raccourcir la distance comprise entre la nuque et le talon.

Stop... Prenez un malin plaisir à contrarier vos mauvaises habitudes. Posturez-vous...

LES APPUIS

Oh qu'il est bon de toucher terre ! Oui, mais par quels appuis ? Votre pied repose par trois points, sur le sol.

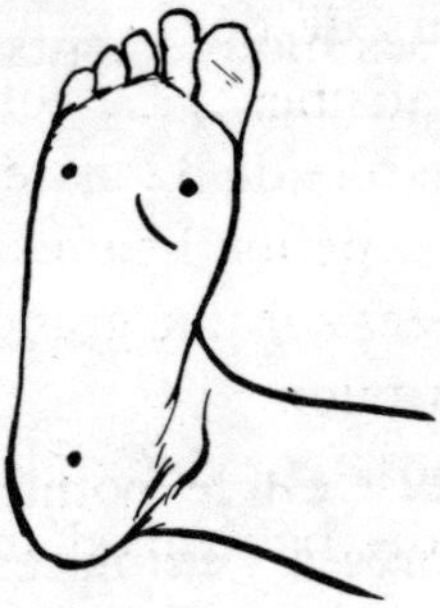

- Tenez-vous debout pieds nus sur le sol.
- Sentez ces points d'appuis.
- Répartissez harmonieusement le poids de votre corps sur ces six points.
- Ne vous penchez pas en avant lorsque vous faites cet exercice.
- Portez votre regard à l'horizon.

Si votre poids est justement réparti, vous devez être immobile.

- Prenez conscience de cette immobilité.
- Puis jouez avec ces points d'appuis.
- Portez le poids de votre corps vers l'avant puis vers l'arrière.
- Concentrez-vous sur les masses musculaires que vous contractez pour maintenir votre équilibre.
- Portez le poids de votre corps sur chacun de vos six points d'appui en décrivant un cercle dans un sens puis dans l'autre.

Cet exercice simple à la base de la verticalité doit vous faire prendre conscience de vos points d'appuis.

Pratiquez cet exercice chaque fois que vous êtes dans une station debout et immobile. Il deviendra naturel et vous épargnera d'inutiles fatigues.

Sachez vous chausser en chassant les brimades du pied. Une bonne chaussure doit se contenter de le protéger. Elle le laisse parfaitement libre de ses mouvements. Deux bonnes chaussures, ça marche encore mieux !

LE PAE-ROE

En médecine chinoise, c'est le point le plus près du ciel. Il correspond à peu près à l'emplacement de la fontanelle postérieure. Il est légèrement douloureux à la pression. Allez-y : sentez... Dès que ça devient désagréable, vous y êtes...

- Repérez le Pae-Roe au toucher.
- Imaginez qu'un crochet se fixe dans votre crâne juste à ce point précis.
- Il vous tire vers le ciel.
- Prenez conscience de ce qui se passe alors.

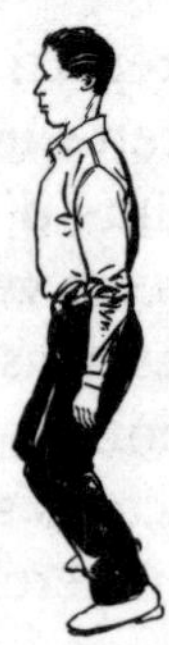

Naturellement, vous rentrez le menton et étirez votre nuque.
Vos épaules s'abaissent.
Votre poitrine bombe.

Vos omoplates se resserrent par le bas et se collent à la face postérieure du thorax.
Votre taille s'affine.
Votre ventre rentre.
Vos fessiers sont contractés...
Prenez conscience de votre posture élémentaire.
Pensez à vous étirer le plus souvent possible.
Observez-vous et chaque fois que vous vous ratatinez tirez-vous par votre crochet plutôt que par vos deux oreilles.

Bien vite, ce geste deviendra automatique, votre allure sera beaucoup plus belle et élancée. En prime, vos douleurs de dos disparaîtront...

ASSIS OU DEBOUT, VIVEZ AVEC UN CROCHET DANS LA TÊTE...

L'ÉTIREMENT

Le problème de la colonne vertébrale est lié à celui du rétrécissement des masses musculaires postérieures. Pour éviter ce rétrécissement : la solution est l'étirement... Attention : pas n'importe comment...

Pour étirer efficacement un muscle, il faut l'allonger progressivement, lentement, sans à-coup et suffisamment longtemps.

Les étirements par saccades, au rythme scolaire ou militaire 1, 2, 3, 4, — souvenez-vous — ont l'effet inverse et pervers. Aux étirements brusques ou brutaux, le muscle rétorque par un réflexe de contraction. L'effet produit est à l'opposé de l'effet escompté.

Pour avoir bon dos, rien ne sert de bouger absolument, il faut s'étirer à temps ! Sédentaire ou athlète, personne n'est dispensé. La structure musculaire, viscérale et articulaire de l'individu a trop besoin d'étirement.

Il existe plusieurs écoles :

- Méthode MÉZIÈRES.
- Stretching.
- Stretching postural.

Quelle qu'elle soit : faites confiance à la réputation d'un professeur, et apprenez les exercices que vous pourrez pratiquer ensuite chez vous.

Pour vous éviter de sortir d'ailleurs, en voici un proposé par le Docteur Van den Bulke :

- Tenez-vous debout bien sur vos points d'appui.
- Portez le regard à l'horizon.
- Prenez une petite respiration courte et régulière.
- Fléchissez légèrement les genoux, les deux pieds bien parallèles, les bras souples, le long du corps.
- Dans cette position, veillez à mettre dans le même plan vertical le bassin, les épaules, la nuque et les oreilles.
- Ne vous regardez pas dans une glace. C'est de l'intérieur que vous devez prendre possession de votre corps dans l'espace.

Appliquez-vous à trouver ce plan vertical et gardez une respiration courte et légère. Puis prenez davantage possession du sol en appliquant bien le poids de votre corps sur vos points d'appuis. Les pieds restent parallèles. Vous constatez qu'en écartant légèrement les genoux vous fixez votre bassin.

- Élevez vos bras à l'horizontale de part et d'autre de votre corps.
- Avec vos paumes de mains fléchies, repoussez l'espace le plus loin possible.

Maintenant veillez à bien maintenir votre plan vertical, à abaisser les épaules, à serrer les omoplates par le bas. Surtout ne soulevez pas les épaules.

Pendant que vous poussez, veillez à ce que votre posture reste parfaite. Tenez 30 secondes environ puis soufflez et récupérez en position accroupie.

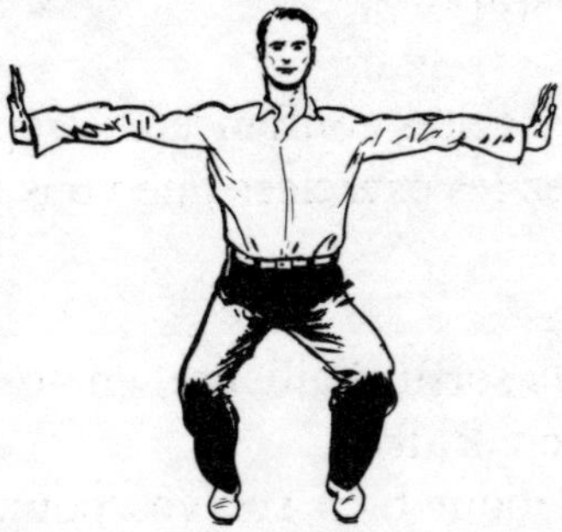

En faisant cet exercice, éprouvez l'intensité du travail corporel effectué sans bouger. Pour un dos sans histoire, une grande souplesse, une allure élancée, un port de tête élégant, renouvelez cet exercice régulièrement. Bon nombre de petits troubles disparaîtront, maux de tête, constipation, douleurs à l'estomac, lourdeurs dans les jambes, oppression, etc.

Bref vous rayonnerez.

La posture est un des éléments essentiels de la trilogie sur laquelle repose l'équilibre du corps.

CODE A.P.E. DU MAL DE DOS ET DE LA VERTICALITÉ

A — APPUI

P — PAE-ROE

E — ÉTIREMENT

> Un sujet en bonne santé doit toujours être en possession de son code A.P.E.
> Tout manquement entraînera comme sanction, les peines prévues à l'article X du code du bien-être : de l'appauvrissement de la silhouette aux douleurs de dos pouvant aller jusqu'à l'alitement prolongé.

LE SPORT

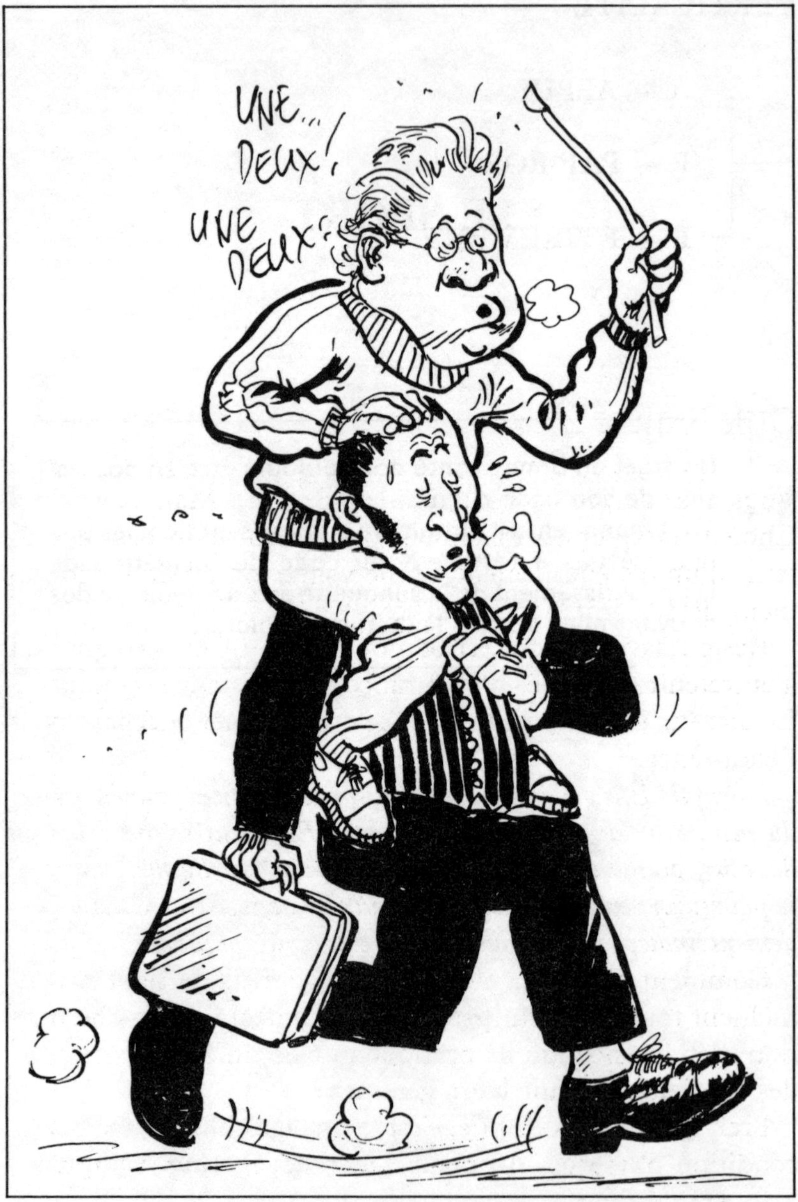

LE SPORT

QUE FAIRE ?

Vous avez décidé de vous remuer. Bravo... Mais que faire ? Choisir un sport en fonction d'un copain, d'un beau moniteur, d'un bel équipement, d'une vogue, ou de soi... égoïstement de soi, intelligemment de soi !

Reste à savoir ce qui est bon pour ce petit *soi* à soigner ou à entretenir. Activités d'endurance, de résistance ou mixtes ? Le docteur DJAMA, médecin du sport, a un net penchant pour l'endurance.

Normal ! Elle gratifie du maximum de bénéfices pour la forme, du minimum de risques pour le cœur. Elle peut se pratiquer en douceur, permettant au débutant d'apprivoiser l'effort ; quitte à se poursuivre en profondeur ou à changer de registre ! C'est le fondement indispensable à toute autre activité physique.

Comment s'étonner alors que les sportifs de haut niveau incluent tous dans leur programme d'entraînement une fraction d'endurance, qu'ils pratiquent avec un zèle égal à ceux des musiciens jouant leurs gammes ?

Bref, vous l'avez compris, c'est le passage obligé d'une bonne condition physique. Au choix : marche, footing, vélo, natation, ski de fond.

L'endurance rode le corps et permet l'enchaînement harmonieux avec les activités de résistance. Celles-ci vont solliciter du corps un effort plus brutal. L'haltérophilie en donne l'image, les salles de musculation, la version grand public. Prudence, prudence...

Les activités mixtes offrent le forfait tout compris : résistance, endurance et loisirs en prime. Elles offrent le plaisir du jeu : sports de balle, d'équipe. Tennis, squash, volley, gymnastique, etc. Réservé aux initiés de l'endurance. Que d'accidents dus à des dépassements incontrôlés. La plupart sont évitables.

Alors, avant de vous jeter corps et âme dans l'activité physique, soyez sûr de ne pas y jeter aussi votre cœur. Voici quelques rappels essentiels, quelques points de repère.

QUELQUES CONSEILS

- Que vous vous lanciez ou relanciez dans le sport, prévoyez une visite d'aptitude chez un médecin spécialisé. Il pourra vous conseiller et vous guider dans la pratique sportive, selon vos désirs et vos capacités.

- Calmez votre ardeur débutante.
  Le dilettantisme en matière de sport paye mal, il va vous falloir « durer ».

- Pratiquez le sport en douceur le plus souvent possible. Pour un seuil minimum d'efficacité 3 séances de 45 mn/semaine s'imposent !
  Ce rythme assure un équilibre harmonieux. S'il vous paraît un peu laborieux, pensez au temps qu'il vous fera gagner : un cerveau oxygéné pense plus vite, un corps actif réagit mieux au stress, et en récompense vous serez jeune et beau ! Faites vos comptes !

- Ne remplacez pas systématiquement un stress par un autre. Au sortir du stress professionnel, le stress de compétition donne peu le change. On peut courir, sauter, danser sans se forcer, juste pour le plaisir. Soyez un peu hédoniste !

- Échauffez-vous toujours. Démarrez par quelques mouvements d'assouplissement, un peu de footing...

- Sachez vous écouter et respectez la vitesse limitée de votre corps. Essoufflement, étourdissement, malaises sont autant de panneaux indicateurs.

- Soyez simple : laissez vos idoles à Roland-Garros, elles ne viendront pas avec vous au bureau demain !

- Fumer juste avant ou, encore pire, après l'effort = Danger ! Épargnez-vous, de grâce.

- De la tiédeur et du confort pour la douche ! Après l'effort, les douches chaudes risquent d'entraîner, par des mécanismes de vaso-dilatation ou de vaso-constriction, des troubles circulatoires pouvant aller du simple malaise à l'accident coronarien. Si vous avez malgré tout envie de vous faire doucement violence : frictionnez-vous énergiquement au gant de crin !

- Ne dilapidez pas le bénéfice obtenu. Accordez-vous un petit quart d'heure de récupération pour revenir lentement à l'équilibre. Ne le prenez pas comme une faiblesse, jouissez-en sans remords. C'est un dû vital à votre corps.

- Au-delà de la frime, équipez-vous techniquement et sérieusement. Par exemple : une bonne paire de chaussures de jogging amortit pour la colonne vertébrale les chocs des talons qui se posent sur le bitume. Des semelles spéciales supplémentaires permettent même d'absorber l'onde de choc produite à 95 %.

- Évitez d'avoir une activité physique intense à la sortie d'une maladie infectieuse, et ce pendant 10 à 15 jours.

- Buvez. Avant, pendant et après l'effort. Boire un peu avant charge l'organisme en eau, pendant, c'est moins évident mais encore plus indispensable ; obligez-vous à absorber environ 25 cl d'eau par quart d'heure, après abusez de l'ivresse de l'eau... À boire jusqu'à plus soif, on ne comble spontanément que 50 % de ses pertes en eau. La déshydratation menace les sportifs trop sobres !

- Ne vous dopez pas. Inutile de prendre des potions de superman pour vos trois-quarts d'heure de jogging. Cela n'arrangera rien, bien au contraire elles pourraient entraîner des problèmes gastriques. Par contre, pour un effort intense et prolongé, vous pouvez ajouter, par litre d'eau, 5 morceaux de sucre (25 grammes) et une pincée de sel (1 gramme).

Réservez les boissons énergétiques à la compétition. Voici la petite recette pour les grands jours ! Ceux où vous prévoyez, compte tenu des circonstances atmosphériques et de l'effort, une sudation importante.
Par litre d'eau, mélangez :
— 25 grammes de sucre,
— 1 gramme de sel,
— 0,5 gramme de gluconate de potassium,
— 0,5 gramme de magnésium,
— 0,25 gramme de calcium.

Si vous n'avez pas envie de jouer les apothicaires, servez-vous dans le commerce. Les boissons proposées deviennent excellentes diluées dans 2 à 3 fois plus d'eau que ne l'indique le fabricant.

- Respectez quelques heures de repos, 3 à 4 heures, entre la fin du repas et le début de l'activité physique, faute de quoi il y aurait compétition entre les besoins énergétiques de la digestion et de l'effort musculaire.

- Soyez vigilant sur les conditions atmosphériques. Elles ne doivent pas servir d'alibi à la paresse naturelle, mais exigent des précautions. Ne pas courir après l'insolation... Boire toujours plus s'il fait chaud. Réguler l'effort en fonction du temps qui met davantage à l'épreuve le système cardio-vasculaire.

- Contrôlez régulièrement votre forme, et vos progrès.

COMMENT CONTRÔLER SA FORME

Voici un test à pratiquer chez vous régulièrement. Il ne nécessite qu'une bonne trotteuse, ou un chronomètre, de l'huile de coude et un crayon pour noter les résultats. Accessoirement, un métronome. Une petite précision : le pouls se prend sur 15 secondes. On multiplie par 4 pour trouver le pouls à la minute... Félicitations !

Le test de RUFFIER

Réglez votre métronome, si vous en possédez un, sinon un peu de discipline. Vous allez pratiquer **30 flexions en 45 secondes**.

LE SPORT

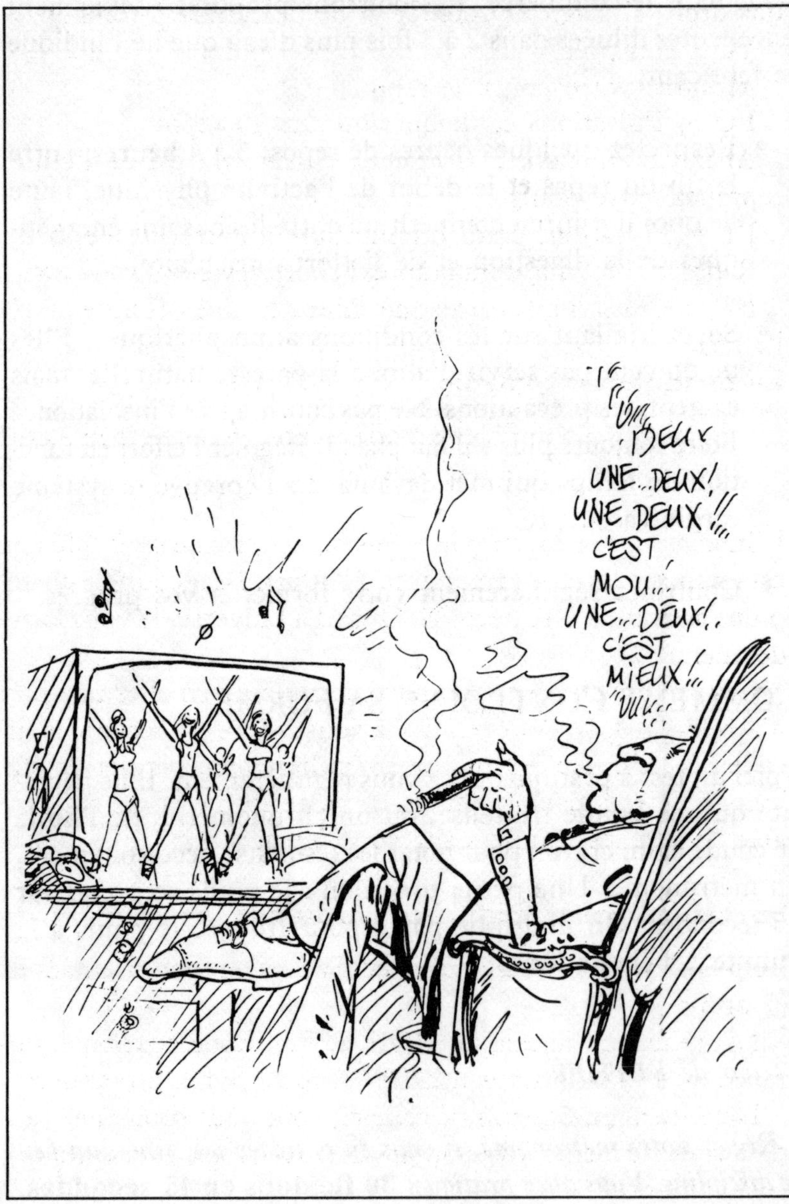
UNE...DEUX!
UNE DEUX!!
C'EST MOU...
UNE...DEUX!..
C'EST MIEUX!..

Les flexions se font talons au sol, pieds légèrement écartés, dos droit. Il s'agit de monter et de descendre à fond...

Vous êtes prêt ?

Mesurez votre pouls de repos.

PO = Pulsations cardiaques/minute au repos.

Allez-y... Flexions... Courage... Juste à la fin de l'effort, reprenez votre pouls.

P1 = Pulsations cardiaques/minute à l'arrêt de l'effort.

Reposez-vous, une minute après l'effort, revenez à votre pouls.

P2 = Pulsations cardiaques/minute, une minute après l'effort.

La formule de contrôle

$$\frac{P0 + P1 + P2 - 200}{10} = \text{Votre score, généralement situé entre 0 et 20}$$

L'interprétation est simple : plus on est proche de 0, plus on est en forme, avec un cœur apte à l'effort. Beaucoup de champions arrivent à être négatifs. Quand à l'inverse, je vous laisse deviner...

Les valeurs absolues comportent toujours en elles une part d'arbitraire. La valeur relative à vous-même est certainement celle à retenir. Ce test pratiqué régulièrement permet un étalonnage précis dans le temps de votre forme et de vos progrès. Notez les résultats sur votre agenda.

Surveillez votre fréquence cardiaque

Le pouls est un merveilleux indic. Sachez en tirer orientations et profit.

La fréquence cardiaque idéale de l'entraînement en endurance = 180 pulsations/minute − votre nombre d'années.

Nettement en-dessous de celle-ci, vous vous promenez ; au-delà vous surmenez votre organisme, avec tous les risques que cela comporte.

RYTHME DE VIE/ RYTHME DE SANTÉ

RYTHME DE VIE/
RYTHME DE SANTÉ

Ciel, terre, air...
Thèse, antithèse, synthèse...
Passé, présent, avenir...
Penser, communiquer, agir...
Conservation, destruction, création...

Voici 5 scènes en trois actes... Dommage, ces lumineux deltas échouent au théâtre de la vie...

Comme si l'homme, doué d'un pouvoir réducteur ou simplificateur, préférait danser sur un rythme à deux temps.

Rythme de vie, rythme de mort... Dans ce dilemme cornélien, deux héros : ÉROS et THANATOS.

Traduisez en français : les forces de vie, les forces de mort.

La version asiatique : lumière et ombre, permet les demi-teintes. Elle élimine la notion de force au profit de l'équilibre. Interprétation plus tranchée chez nous, plus déliée là-bas... Le face à face avec la vie en dépend. L'ambition de santé aussi.

La force implique le tonus.

Il s'estompe avec l'âge.

L'équilibre implique l'harmonie.

Elle croît avec l'âge.

Dans les arts martiaux, les grands maîtres ont grand âge. Jolie preuve que le tonus musculaire n'a pas la priorité... Les priorités, d'ailleurs, connaissent pas... Le YIN et le YANG, l'ombre et la lumière, expriment le complémentarisme de l'univers. Le dualisme et non l'antagonisme ! Deux contraires qui ne s'opposent jamais, qui ondulent inlassablement : le jour, la nuit ; le soleil, la lune ; l'homme, la femme ; l'éveil et le sommeil ; la vie, la mort...

Chacune des deux parties noires et blanches du cercle symbolique est ponctuée de la couleur inverse.

C'est l'alternance dans la continuité. Nous oscillons sans cesse entre ces deux principes énergétiques fondamentaux. Cette oscillation assure notre équilibre.

D'autres rythmes impriment notre existence. Ce sont tous ceux de l'univers. En regardant autour d'eux, les anciens Chinois ont tout compris. Ils ont « vu » les cinq organes principaux du corps humain, et sans dissection anatomique...

Celle-ci n'a confirmé que beaucoup plus tard la justesse du diagnostic ou plutôt de l'analogie, la logique de la ressemblance.

Il y avait chez eux cinq saisons : printemps, été, fin de l'été, automne, hiver ; cinq éléments : bois, feu, terre, métal, eau. Le corps se devait de comporter cinq organes : Foie, cœur, rate/pancréas, poumons et reins.

L'HOMME DANS L'UNIVERS ENTRE LE CIEL ET LA TERRE

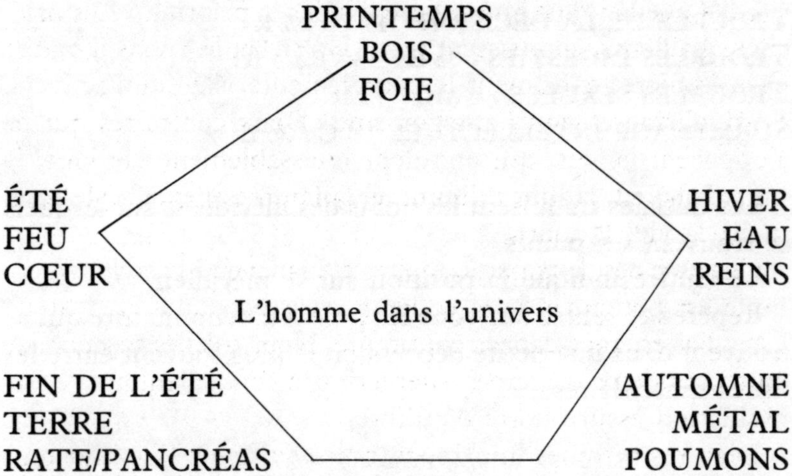

L'ACUPUNCTURE

Les 365 jours de l'année se traduisent en 365 points principaux d'acupuncture.

Un programme réservé au maître ! Pour vous initier, le Docteur Van den Bulke a repéré les points principaux correspondant aux problèmes typiques des managers.

La méthode est sans danger. Vous pouvez vous-même stimuler les points indiqués en pratiquant un massage digital avec le bout de l'ongle vrillant la peau.

Choisissez vos points, au gré des soulagements nécessaires.

ANGOISSES / 5 TR / 6 MC
CÉPHALÉES / 20 VB + entre les yeux et sur les tempes
DÉPRESSION (avec fatigue et mal partout) / 6 RP
DOULEURS DU DOS / 20 VB / 3 IG

ÉMOTIVITÉ (qui paralyse) / 6 MC
INSOMNIE / 36 E / 62 V / 6 R
IRRITABILITÉ / 3 F / 34 VB
TROUBLE DE LA DÉCISION / 43 VB / 7 R
TROUBLES DIGESTIFS / 36 E / 38 VB / 4 IG
TROUBLES SEXUELS / 6 MC / 7 MC
SURMENAGE INTELLECTUEL / 3 C / 36 E

Les initiales traduisent les noms des méridiens sur lesquels se trouvent les points.

Le chiffre indique la position sur le méridien.

Repérez et sentez sur vous les points d'acupuncture qui se trouvent dans une petite dépression le plus souvent entre les fibres musculaires.

5 TR : **trois réchauffeurs** : sur la face dorsale de l'avant-bras (main en supination), à trois travers de doigt au-dessus du pli postérieur du poignet au bord cubital du radius (c'est-à-dire sur le plus gros des deux os de l'avant-bras).

6 MC : **maître du cœur** : au milieu de l'avant-bras, sur la face interne, à trois travers de doigt au-dessus du pli du poignet.

7 RP : **rate-pancréas** : contre le bord postérieur interne (vers l'intérieur de la jambe) du tibia à une paume de main au-dessus de la partie la plus saillante de la malléole interne (bosse de la cheville).

3 F : **foie** : face dorsale du pied, en mettant le doigt dans l'intervalle entre le premier et le second métatarsiens (os en prolongement des phalanges), en avant de leur rencontre.

34 VB : **vésicule biliaire** : dans le creux en avant du col du péroné, sous la rotule (face externe).

36 E : **estomac** : à deux travers de doigt en dehors de la crête tibiale au niveau du col du péroné (sous la pointe de la rotule).

62 V : **vessie** : un travers de doigt et demi sous la pointe de la malléole externe (cheville externe) un peu en avant de celle-ci.

6 R : **rein** : en arrière de la malléole interne (cheville interne), au bord supérieur du calcanéum.

20 VB : **vésicule biliaire** : derrière l'oreille : à deux travers de doigt de l'occiput sur le bord supérieur du trapèze à l'horizontale de la pointe de la mastoïde.

43 VB : **vésicule biliaire** : au niveau du quatrième orteil, en avant de l'articulation métatarso-phalangienne, au bord du quatrième métatarsien.

7 R : **rein** : à trois travers de doigt au-dessus du point le plus saillant de la malléole interne (en arrière du tibia).

7 MC : **maître du cœur** : milieu du pli de flexion du poignet (face antérieure).

3 C : **cœur** : coude fléchi à l'extrémité interne de son pli de flexion.

38 VB : **vésicule biliaire** : bord antérieur du péroné à cinq travers de doigt au-dessus de la malléole externe (cheville).

4 IG : **intestin grêle** : dans la dépression entre l'os crochu et le cinquième métacarpien bord interne de la main, sous l'os du poignet.

3 IG : **intestin grêle** : juste au-dessus de l'articulation métacarpo-phalangienne de l'auriculaire.

7MC Troubles sexuels
6MC Emotivité
3C Surmenage intellectuel
36E Surmenage intellectuel + Troubles digestifs + Insomnies
6RP Dépressions
6R Insomnies
7R Troubles de la décision
3F Irritabilité

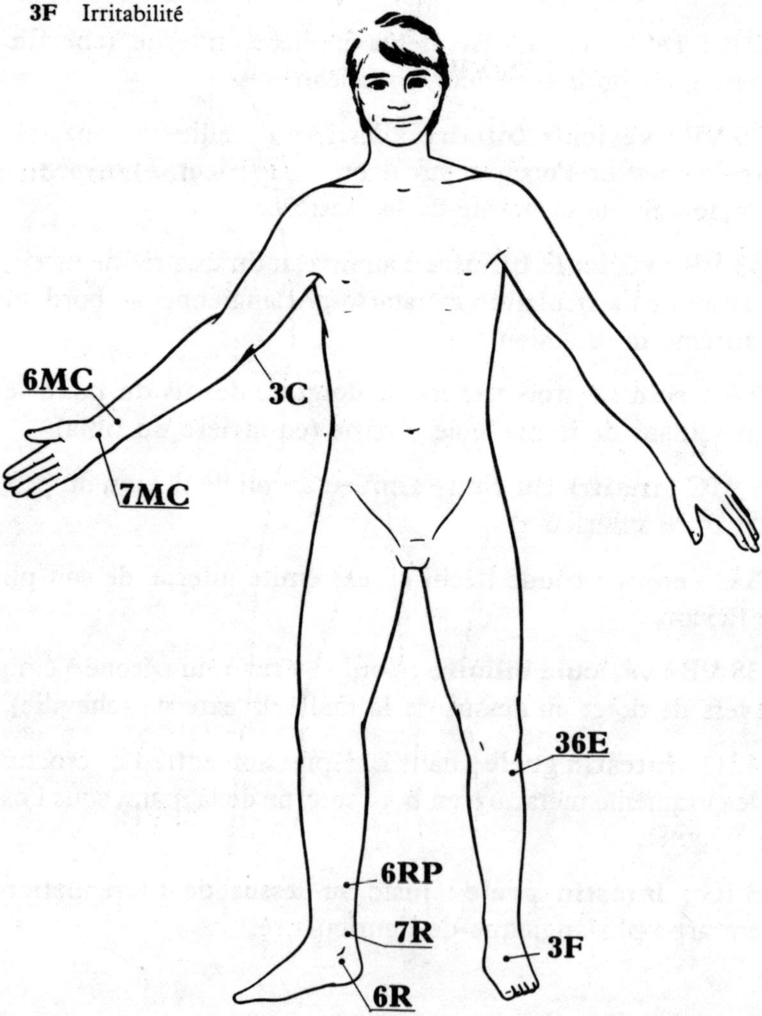

4IG	Troubles digestifs
5TR	Angoisses
20VB	Douleurs du dos + céphalées
3IG	Douleurs du dos
38VB	Troubles digestifs
62V	Insomnnies

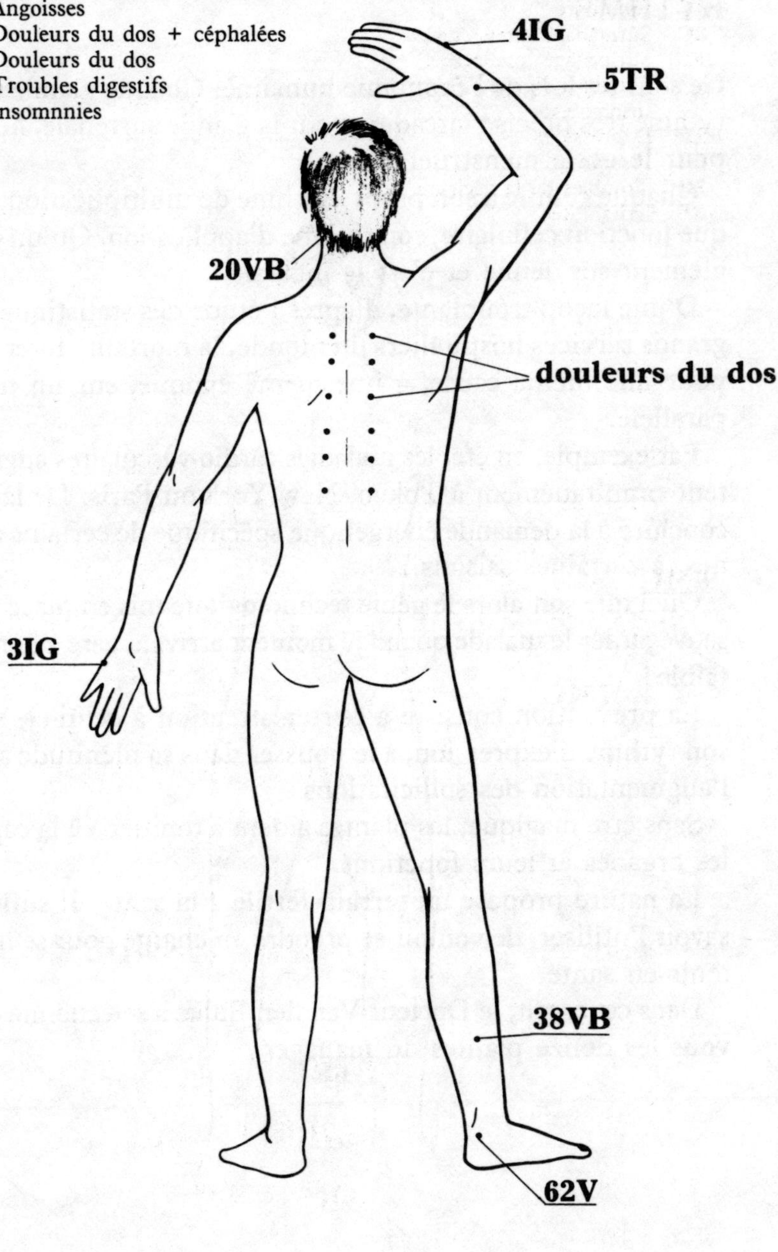

LA VIE BAT SON PLEIN QUAND LA VIE BAT À SON RYTHME

Ce sont les lois de l'économie humaine. Chaque glande a son rythme très précis : circadien pour la glande surrénale, lunaire pour le cycle menstruel...

Chaque cellule a son propre rythme de multiplication, chaque fonction cellulaire, son rythme d'application. Qu'un dérèglement survienne et c'est la maladie...

D'une façon troublante, d'après l'étude des statistiques des grands services hospitaliers du monde, la mortalité intervient pour une même cause, à une même époque, sur un même parallèle.

Par exemple, en été, les maladies cardio-vasculaires augmentent simultanément à Tokyo, New York ou Paris. De là à en conclure à la demande énergétique spécifique de certains organes, à certaines saisons...

Quel que soit alors le génie technologique mis en place pour sauvegarder le malade quand le moment arrive... gare à l'organe faible !

La prévention consiste à porter attention à celui-ci, selon son rythme d'expression, à le pousser dans sa plénitude avant l'augmentation des sollicitations.

Sans être magique, les plantes aident à tonifier « à la carte », les organes et leurs fonctions.

La nature propose un terrain fertile à la santé. Il suffit de savoir l'utiliser, de vouloir se prendre en charge pour se maintenir en santé.

Dans cet esprit, le Docteur Van den Bulke a sélectionné pour vous les douze plantes du manager.

AU RYTHME DES SAISONS : LES DOUZE PLANTES DU MANAGER

Ce ne sont que des « brindilles ». Elles ont le mérite de respecter les rythmes universels et de vous en faire prendre conscience. À chaque saison sa zone de fragilité qu'il faut tonifier et préserver.

Au printemps
Il faut privilégier le foie et la vésicule biliaire pour purifier l'organisme, le libérer des toxines accumulées pendant l'hiver.

Le thym, le pissenlit, la reine-des-prés jouent ce rôle.

En été
Préparons le cœur et l'intestin grêle.

Le cœur assure les apports nutritifs sanguins et l'intestin grêle l'assimilation intestinale... Ils reçoivent l'énergie nouvelle et la mettent en circulation.

Vous pouvez compter sur **le gui, la marjolaine et le mille-feuille.**

En automne
Mieux vaut préparer le poumon aux agressions de l'hiver et favoriser l'élimination des déchets du gros intestin.

Faites appel à **la saponaire, le tussilage et l'hysope.**

En hiver
Portez l'effort sur le rein et la vessie qui maintiennent l'équilibre énergétique avec le milieu extérieur.

Le cassis, l'ortie piquante et le plantain vous y aident.

Ces plantes peuvent se consommer sous différentes formes, gélules, sirops, etc. Partant du principe que vous n'êtes pas malade, que leur but est de vous préserver, mieux vaut les absorber sous forme de délicieuses tisanes, prétexte pour retrouver la douceur des veillées familiales, ou pour découvrir un rituel d'endormissement.

LE SOMMEIL

« À QUOI SERT VOTRE SOMMEIL ? »

Fermez quelques minutes les deux petits globes qui vous servent d'yeux et ouvrez tout grand vos yeux de l'intérieur.

Réfléchissez...

Pas aussi intelligent qu'il le pourrait :

- celui dont les idées s'envolent avant d'être complètement formalisées (troubles d'idéation);
- celui qui n'arrive pas à les fédérer autour d'un seul axe (troubles de concentration);
- celui qui manque d'imagination créatrice (celle qui se régénère dans le rêve);
- celui qui ne prend pas conseil de la nuit (celle qui résoud bien des problèmes) !

Pas aussi beau qu'il le pourrait :

- celui qui n'offre pas à ses cellules le temps de se régénérer ;
- celui qui ne sait pas que la nuit gomme les rides ;
- celui qui se vieillit physiquement avant l'âge !

Pas aussi sain qu'il le pourrait :

- celui qui n'évacue pas naturellement par un sommeil suffisant les déchets et les toxines qui l'empoisonnent ;
- celui qui flirte avec le surmenage permanent (un homme privé de sommeil meurt);
- celui qui ne s'offre pas le sommeil préventif à la maladie

LE SOMMEIL

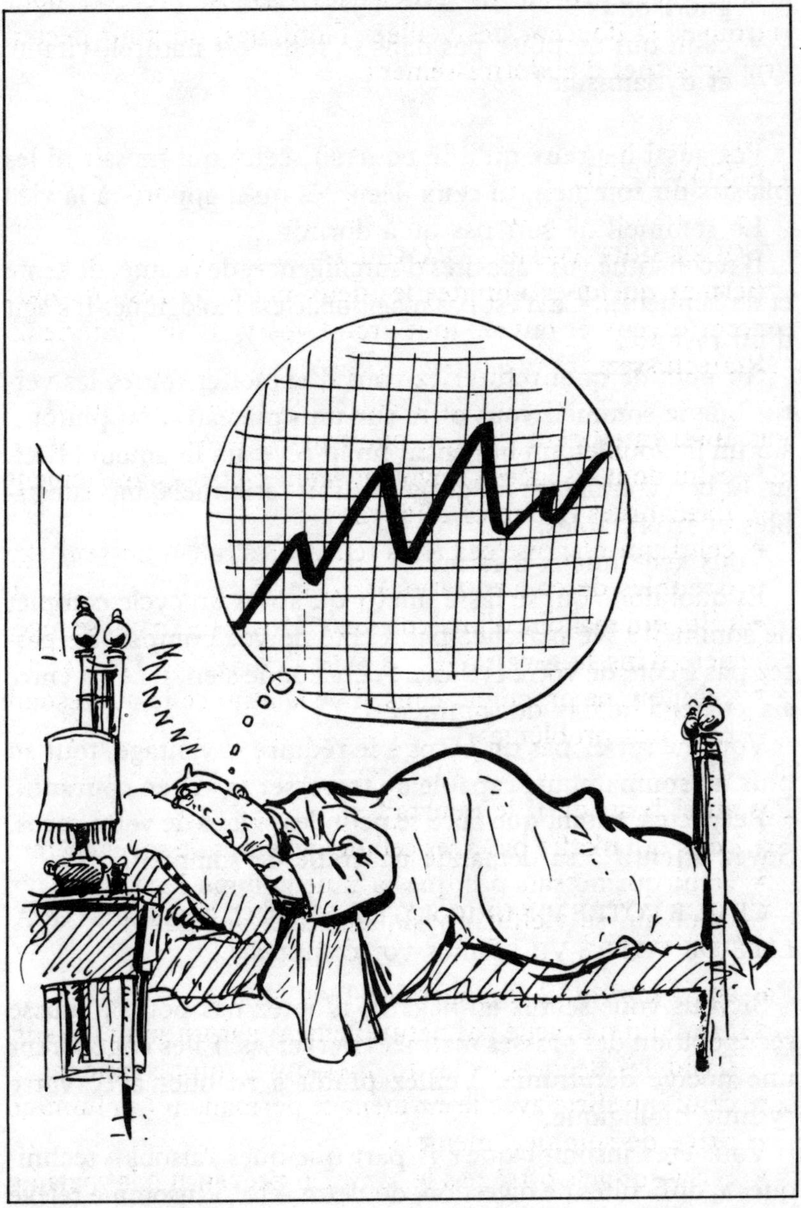

« le sommeil, cette force somatique intelligente d'autoguérison » ;

- celui qui ne puise pas dans le réservoir naturel, vitalité et dynamisme !

Pas aussi heureux qu'il le pourrait, celui qui ne sait ni les plaisirs du sommeil, ni ceux décuplés qu'il apporte à la vie !

Le sommeil ne sert pas qu'à dormir...

Il reconstitue vos capacités d'intelligence, de beauté, de santé et de bonheur... Ce n'est pas magique, c'est biologique. Il s'agit d'un rythme.

Au nom de quoi refuseriez-vous d'exploiter toutes les vertus que le sommeil vous offre sur un « plateau », ou plutôt... sur un lit douillet, un lit-plaisir, un lit-rêve, un lit-amour ! Bref, un lit bon comme un lit, gorgé d'alibis rationnels, incontestables et irréfutables.

Vous avez mieux à faire ?

Et quoi donc qui se fasse mieux qu'après un cycle complet de sommeil ? Ne marchez pas à côté de vos pompes, ne passez pas à côté de votre rythme. À chacun le sien, il se vit entre six et neuf heures de sommeil...

Vous ne seriez pas un héros à le réduire davantage, tout au plus un somnambule capable de traverser sa vie en courant...

Respectez, autant que faire se peut, les signes de votre corps. Soyez attentif à sa demande naturelle de sommeil.

CE QUE VOTRE VIE GRIGNOTE À LA NUIT, NUIT À LA QUALITÉ DE VOTRE VIE. Faites vos comptes.

Si vous vous sentez en négatif, n'optez pas pour la fausse récupération des grasses matinées perverses. Elles engendrent une nocive dérythmie. Veillez plutôt à renouer avec votre rythme biologique.

Vous êtes insomniaque ? À part quelques raisons « techniques », difficultés de digestion, douleurs, etc., l'insomnie relève le plus souvent d'un manque d'amour du sommeil ou... de soi ! On vit mal ce qu'on aime peu, rien de plus normal.

Mieux que toutes les petites pilules, réapprenez le plaisir du sommeil.

S'abandonner au sommeil doit être un acte de confiance et non la reddition après un dur combat.

S'adonner au sommeil, c'est le grand bonheur de se lover dans les bras de Morphée, ou d'un autre partenaire, pour pénétrer un monde sans limites, celui des rêves.

Réapprivoisez-le. Créez-vous des rituels positifs autour desquels vous apprendrez à l'aimer. Avant de dormir, offrez-vous la détente d'une tisane, d'un bain chaud, d'une lecture, d'un disque, du quart d'heure de tendresse ou de l'amour...

QUELQUES TRUCS POUR MANAGER VOTRE SOMMEIL :

— Ayez des journées pleines, actives et heureuses.
— Évitez le soir les repas trop lourds, le café...
— Dormez dans une chambre calme, aérée, fraîche et obscure.
— Investissez sérieusement dans un bon lit ferme.
— N'oubliez pas la bouteille d'eau.
— Composez-vous un rituel d'endormissement.
— Respectez les signaux de fatigue.
— Endormez-vous sur une pensée positive.

LE SOMMEIL À LA CARTE

La sieste est plus l'affaire des supermen que celle des fainéants... Encore que les premiers la « managent » rondement en vingt minutes et que les seconds l'étirent mollement.

Reste que le cycle du sommeil est découpé à l'identique pour tous. Vingt minutes correspondent à la première tranche. Celle que vous avez tout intérêt à vous offrir une ou deux fois par jour. Ce n'est pas un luxe, mais un « placement ». Ce sommeil compte double et décuple le rendement intellectuel qui suit...

Comment s'assurer de ne plonger que vingt minutes ? Avec la ferme et honnête intention de ne pas dépasser ce crédit-temps... même les yeux fermés ! Et... un peu d'entraînement !

Quand pratiquer ? Une ou deux fois par jour, au grand coup de fatigue. L'après-repas, même léger, invite le plus souvent à la somnolence gastrique... Complétez-la !

Comment ? Allongez-vous sur un divan ou même par terre. Plus le silence et l'obscurité vous environnent, meilleurs sont les bénéfices. Desserrez les vêtements qui coincent. Concentrez-vous sur votre respiration lente. Vous partez pour vingt minutes et revenez ensuite le plus naturellement du monde à la surface. Sans complaisance, remettez-vous brillamment au travail.

LA DÉTENTE

Les moments hors tension rechargent les batteries. Sachez disjoncter plusieurs fois par jour. Sachez dire « pouce » aux problèmes, le temps d'une ou deux respirations complètes ; comme ça, parce que vous en éprouvez le besoin, en raccrochant le téléphone ou à la sortie d'un rendez-vous dur. C'est la meilleure façon de « souffler », et en moins d'une minute, s'il vous plaît !

Pour deux minutes, c'est un peu plus cher, un peu plus théâtral mais tellement mieux.

Essayez :

- Assis ou debout, dans une grande inspiration, levez les épaules au maximum.

- Faites descendre la tête dans le cou.
- Tenez la position le plus longtemps possible inspiration bloquée.
- Puis soufflez brutalement en abaissant violemment les épaules.

Répétez cet exercice 2 ou 3 fois.

En sentant les épaules tomber, vous ferez tomber toutes les tensions accumulées.

Autre solution : la plage détente. On tient difficilement concentré plus d'une heure et demie sur un même problème. Quand le besoin de varier les plaisirs vous assaille : embrassez-le. Trois minutes de « fais-ce-qu'il-te-plaît », vous font repartir plus sûrement que toute obstination !

QUE FONT LES GRANDS MANAGERS ET LES TÊTES PENSANTES ?

WHO'S WHO ?

LE TEMPS ?

LA MORT ?

LA SANTÉ ?

COMBIEN D'HEURES DE SOMMEIL ?

COMBIEN DE REPAS « TRANQUILLES » ?

COMMENT VOUS CHOUCHOUTEZ-VOUS ?

QUEL EST VOTRE TRUC SANTÉ ?

QUE FEREZ-VOUS EN FERMANT CE LIVRE ?

VOTRE PLANNING PERSONNEL

CHAQUE JOUR

CHAQUE SEMAINE

CHAQUE ANNÉE

LES STATIONS-SANTÉ POUR VOUS REMETTRE EN FORME

QUE FONT LES GRANDS MANAGERS ?

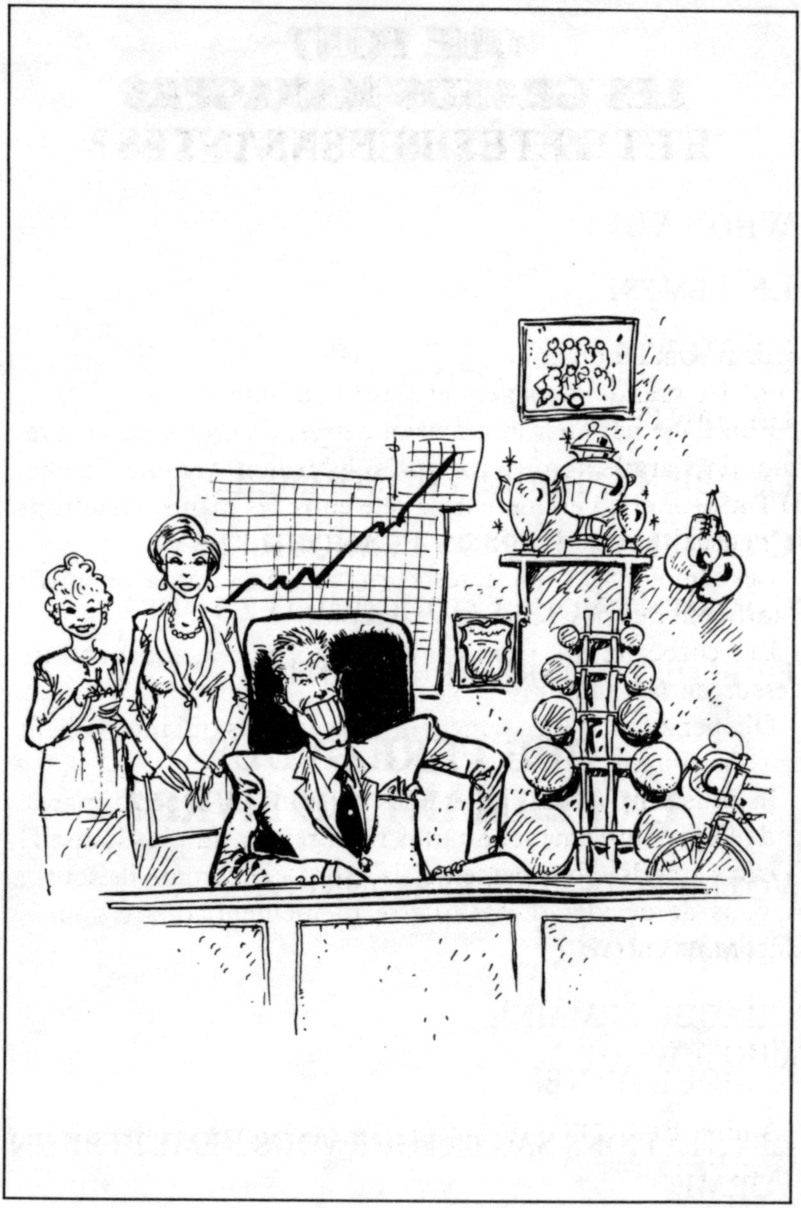

QUE FONT LES GRANDS MANAGERS ET TÊTES PENSANTES ?

« Ainsi font, font, font... »
Font les grands managers et têtes pensantes.

Fini l'âge de jouer aux marionnettes, de croire qu'en avalant de l'argile, on court après le ballon comme Michel HIDALGO ou qu'en mettant la tête entre les mains, on attrape la pensée profonde de SERVAN-SCHREIBER...

Les témoignages, ici livrés « brut de brut » ont la valeur de l'authenticité, pas celle de l'exemple !

Les corbeaux du « temps » et de la « mort », tournent au-dessus de la « santé ».

Dix personnalités se penchent sur ces mots qui interpellent et vous livrent leur « truc santé »...

Ils illustrent la multiplicité des chemins de la performance et de l'épanouissement ; du plus rigoureux... au plus jouissif !

Les « grands » font parce qu'ils « sont » et comme ils sont... À vous de décider d'être, d'être pleinement, d'être vous... Encore et encore...

WHO'S WHO ?

André BERCOFF : Écrivain, journaliste et gérant de la société COGITE.

Roland ESCAIG : Auteur + éditeur de « La petite bible des restaurants parisiens ».
Jean-Louis ÉTIENNE : Explorateur.
Bernard GILLON : Repreneur d'entreprises, P.-D.G. de PUP HOLDING S.A. à BRUXELLES.
Alain GRANGER : Directeur du marketing d'HOSPAL Ltd, basé en Suisse.
Michel HIDALGO : Manager général de l'Olympique de Marseille.
Henriette LANCTOT : P.-D.G. de l'Association des femmes d'affaires du Québec, éditrice du Bottin des Femmes.
Isabelle MUSNIK : Écrivain, journaliste, directrice internationale de "Communication et Business".
Jacques SÉGUÉLA : « Fils de pub ».
Jean-Louis SERVAN-SCHREIBER : Président du GROUPE EXPANSION.
Bernard TAPIE : Président du holding Bernard TAPIE.
Patrick WALLAERT : Président du groupe EXPAND.

Une OUTSIDER : Marie SÉRAFIN pour apporter l'éclairage harmonieux d'une « sans travail » en santé.

LE TEMPS ?

Vos rapports les plus étranges avec lui !

André BERCOFF : J'ai le temps de mes origines orientales : souple, élastique, jouissif et convivial.
Roland ESCAIG : Je suis en retard d'une vie. Je le savoure en solitaire.
Jean-Louis ÉTIENNE : Dans les grands moments d'harmonie avec l'ambiance, j'arrive avec bonheur à en enrayer la fuite.

Bernard GILLON : Le temps passe comme une traînée d'étoiles.
Alain GRANGER : J'ai toujours le temps.
Michel HIDALGO : 24 heures pour assouvir une passion, c'est trop peu.
Henriette LANCTOT : Je le canalise par la rigueur.
Isabelle MUSNIK : OK pour 35 heures par jour !
Jacques SÉGUÉLA : À force d'être en retard, je finis par arriver en avance.
Jean-Louis SERVAN-SCHREIBER : Le temps est mon maître en réalisme et ma préoccupation permanente. J'en tiens compte, je me plie à ses impératifs. Il me le rend en sérénité et en recul.
Bernard TAPIE : Il dynamise les esprits et flétrit les corps.
Patrick WALLAERT : Le meilleur temps est celui que l'on se donne.

OUTSIDER : Je renonce à m'incliner devant le temps, à lui de se plier.

LA MORT ?

Vos considérations philosophiques sur « l'incontournable ».

André BERCOFF : L'homme est le seul animal au monde qui sait devoir mourir pensait Malraux. Pour ça, il devrait pouvoir choisir sa mort. À l'idée de la mienne, je n'ai pas un plaisir « inouï » !
Roland ESCAIG : C'est l'anti-vie, la fatalité. Celle devant laquelle nous sommes tous égaux. J'ai horreur de l'égalité !
Jean-Louis ÉTIENNE : Je voudrais arriver à la sagesse, au dépouillement total de l'envie, du besoin, de l'ambition pour que la mort devienne naturelle.

Bernard GILLON : Jouer avec la mort : c'est vivre. J'aime jouer...
Alain GRANGER : Tout faire pour l'éviter, sans jamais cesser d'y penser.
Michel HIDALGO : J'ai peur de la mort, alors je n'y pense pas !
Henriette LANCTOT : Un passage d'une vie à une autre.
Isabelle MUSNIK : C'est une connerie !
Jacques SÉGUÉLA : Je n'en ai pas !
Jean-Louis SERVAN-SCHREIBER : La mort est aussi naturelle que ma vie. Je me suis réconcilié avec elle. Grâce à elle, je vis au mieux chaque journée car elle me permet de rester pénétré, à tout instant, de l'essentiel. Je ne fais aucun pari sur l'au-delà.
Bernard TAPIE : Tant qu'il existe sur terre au moins une personne qui pense à vous, vous n'êtes pas mort. J'ai une famille nombreuse et des entreprises riches de 10 000 personnes. J'ai réduit les risques !
Patrick WALLAERT : L'au-delà est plein d'espoir.

OUTSIDER : À travers la mort, je réalise tous les dangers de la vie.

LA SANTÉ ?

Vos rapports les plus curieux avec elle !

André BERCOFF : J'y pense quand ça ne va pas !
Roland ESCAIG : Santé exceptionnelle l'été !
Jean-Louis ÉTIENNE : Il faut penser à son corps, le sentir pour mieux le contrôler.
Bernard GILLON : La santé est la seule richesse qui nous différencie les uns des autres.
Alain GRANGER : A part quelques contre-performances, je la domine !

Michel HIDALGO : La santé est mon rempart contre les agressions.
Henriette LANCTOT : Je suis à l'écoute et au service de mon corps pour lui procurer ce dont il a besoin.
Isabelle MUSNIK : Faire des régimes sans cesse, re-craquer, et refaire des régimes !
Jacques SÉGUÉLA : J'ai abandonné la pharmacie pour la pub. J'en avais assez de voir des gens malades. Je préfère les faire rêver !
Jean-Louis SERVAN-SCHREIBER : Toute perception (physique, intellectuelle, artistique, affective) passe par le corps. D'où l'importance capitale de la forme. On ne brouille pas le « récepteur » sans vivre moins bien. Plus j'avance en âge, plus je profite d'une sensibilité qui s'affine ainsi constamment.
Bernard TAPIE : J'ai la santé grâce à mon mode de vie sain, la cuisine légère et équilibrée de ma femme, et le sport.
Patrick WALLAERT : La santé est le baromètre de mon moral.

OUTSIDER : D'abord, je ne me fais pas une maladie du chômage, J'essaye de trouver des compensations pour me préserver, moi et l'énergie nécessaire à la recherche d'emploi.

Combien d'heures de sommeil ?

La moyenne des interviewés s'accordent en moyenne 6 heures 15 minutes par nuit.
Avec un record pour Bernard TAPIE à 4 h/nuit et une palme à Henriette LANCTOT et Patrick WALLAERT : 8 h/nuit.

Combien de repas « tranquilles » ?

Les interviewés s'offrent en moyenne 5,4 repas « tranquilles » par semaine. Quatre personnes n'ont pas répondu, par manque de comptabilité.

Un record pour André BERCOFF à 0,25 repas tranquilles/semaine et une palme à Jean-Louis SERVAN-SCHREIBER : 9,50 repas tranquilles/semaine. Palme à partager avec Jean-Louis ÉTIENNE qui prend tranquillement « presque tous » ses repas !

COMMENT VOUS CHOUCHOUTEZ-VOUS ?

Ce que vous faites pour vous rendre la vie douce !

André BERCOFF : Par tous les moyens... L'amour, le rire, les escapades, le métier, les amis, un bon spectacle ou un bon livre.
Roland ESCAIG : En écrivant la nuit, en lisant allongé ou au restaurant. J'aime les repas, pas forcément parfaits, qui répondent à la gourmandise du moment.
Jean-Louis ÉTIENNE : Je m'offre des grandes marches solitaires ou des moments de solitude où tout m'appartient, le rêve, le délire, le temps...
Bernard GILLON : Je suis fou de voltige aérienne. Physiquement, c'est éprouvant, moralement grisant. J'aime rêver et créer. Que le rêve s'accorde un petit peu à la réalité.
Alain GRANGER : En me faisant gratter le dos.
Michel HIDALGO : J'aime les plaisirs de la table, pas ses excès, et j'apprécie plus que tout la convivialité. Je fais du tennis et du cyclisme.
Henriette LANCTOT : Je suis jalouse de mes moments de solitude et de méditation. Je pratique régulièrement un centre de bien-être.
Isabelle MUSNIK : Je mets le répondeur et j'écoute de la musique. Je me ressource par le chant, l'opéra, les vocalises ou le piano.
Jacques SÉGUÉLA : Je vais au cinéma !

Jean-Louis SERVAN-SCHREIBER : Je recherche le calme : méditation, retraite campagnarde, repas intimes, refus des mondanités, musique classique à haute dose, recherche de la beauté.
Bernard TAPIE : Je fais de la gym et/ou du vélo tous les matins.
Patrick WALLAERT : Je me chouchoute par des plaisirs imprévus.

OUTSIDER : Un bon bouquin et une livre de caramels mous !

QUEL EST VOTRE « TRUC » SANTÉ ?

Celui qui vous garde en forme.

André BERCOFF : Je nage, je vais, je viens, je danse...
Roland ESCAIG : Je demeure « gourmand » à tout instant de la vie. Le déclic-santé part de ma tête, mes jambes suivent : une heure et demie de tennis par semaine ou en été une heure par jour.
Jean-Louis ÉTIENNE : J'aime avoir conscience de la santé. Je pense qu'il faut faire passionnément ce qu'on aime et ne pas se laisser influencer par les modes de vie.
Bernard GILLON : Trouver l'équilibre physique et mental pour ne pas mourir idiot !
Alain GRANGER : Deux litres d'eau par jour, aucun sport mais côté boulot je sais « cravacher » et ça me maintient en forme !
Michel HIDALGO : Je suis fervent de la cure d'argile. Je mélange une cuillère à café d'argile dans un verre d'eau, je laisse décanter. Tous les matins à jeûn, pendant 15 jours, je démarre avec ce breuvage. L'argile a de nombreuses vertus.

Henriette LANCTOT : Au milieu de l'après-midi, je m'enferme au bureau, m'allonge sur le divan. Je m'offre 20 minutes de sieste, je me « répare » et repars en forme.
Isabelle MUSNIK : Le partage de ma vie France/Grande-Bretagne. Là-bas, je décompresse...
Jacques SÉGUÉLA : Avant un événement important, j'observe une journée de jeûne intégral. Je pratique régulièrement la boxe thaï et une méthode de relaxation mise au point par Don Habray : « Le combat vital ».
Jean-Louis SERVAN-SCHREIBER : Tous les jours : 40 minutes d'exercice physique, et un contrôle de mon poids. Je rejette l'alcool, le tabac, les nourritures riches et fais la sieste, même courte, le plus souvent possible.
Bernard TAPIE : Chaque année, en septembre, je me nourris exclusivement de raisins, ou de jus de raisins pendant plusieurs jours. Cette cure me désintoxique. Je suis aussi adepte pratiquant de la thalassothérapie et du thermalisme.
Patrick WALLAERT : Un bon équilibre alimentaire, l'amour du sport et la passion des autres.

OUTSIDER : Vivre entourée d'enfants.

QUE FEREZ-VOUS EN FERMANT CE LIVRE ?

VOTRE PLANNING PERSONNEL

Tout de suite, prenez vos bonnes résolutions. Notez-les sur votre agenda aux dates prévues. Simplifiez-vous la vie, symbolisez vos actions quotidiennes d'une croix ou d'un cercle. Recopiez-les scrupuleusement sur un mois, le temps d'en prendre la bonne habitude.

Au jour le jour, vous intégrerez votre programme dans votre vécu potentiel, vous pourrez le combiner avec vos obligations, mettre un feu rouge devant tel ou tel cocktail, vous laisser aller dans une grande occasion, prévoir comment réparer les torts le lendemain. La séance de sport ne doit pas être à la même heure que la signature d'un gros contrat. L'alibi serait trop facile !

Tenez compte des réalités de votre existence, faute de quoi vos intentions ne se réaliseraient qu'au détriment de celle-ci ou... pas du tout !

Chaque jour

Au réveil, accordez-vous 2 minutes pour renforcer votre « self-image » et préparer les buts de la journée ; 5 minutes pour pratiquer quelques exercices matinaux de respiration, d'étirement et d'assouplissement.

Prenez du plaisir à vous sentir propre et beau. Le bain ou les ablutions sont des rites fondamentaux, des moments privilégiés de réflexion sur l'image corporelle ou les choses de la vie.

Veillez au confort de vos vêtements, autant qu'à leur élégance.

Respectez les repas, leur rythme et savourez-les.

Mangez « de tout un peu et un peu de tout ».

À tout moment, vérifiez votre posture.

Offrez-vous plusieurs respirations poussées et des plages de détente ; si possible une ou deux siestes de 20 minutes.

Prenez du plaisir à vivre, à bien faire ce que vous faites, au moment où vous le faites, sachez vous concentrer.

Soyez attentif à ceux qui vous entourent.

Vivez vos rituels.

Couchez-vous le plus régulièrement et le plus sereinement possible.

Chaque semaine

Réservez 3 séances de 45 minutes à un sport aérobic.
N'y dérogez pas, même si vous êtes en voyage.

Fréquentez un espace santé, ex. VITATOP, KEN CLUB... « Il faut savoir perdre du temps pour en gagner... » suggère Guy TERRASSE, directeur des VITATOP Porte Maillot et Montparnasse.

Loin d'être une boutade, c'est une méthode...

Dans un lieu spécialisé, vous décompressez totalement et élargissez votre univers par des rencontres extra-professionnelles.

Le plaisir entretient la motivation.

Chaque année

Faites un bilan, avec votre médecin traitant :
— de votre état biologique.
— de votre état clinique.
— de votre état cardio-vasculaire.
— de votre condition physique.
— de votre équilibre général.

Remettez en cause vos orientations personnelles et professionnelles. Décidez des axes à privilégier.

Changez de coiffure et d'accessoires...

Félicitez-vous des vacances pour vivre à fond la famille, les amis et la détente... Renouez avec les perceptions et sensations.

Efforcez-vous de découvrir une activité nouvelle, physique ou intellectuelle. Choisissez-la selon vos envies sans souci d'âge, de condition sociale, ou ... de ridicule ! A cinquante ans, avec l'accord de votre médecin, tout est permis ! Du delta-plane à l'apprentissage du solfège, il n'est jamais trop tard !

Les situations nouvelles réveillent de nouveaux circuits cérébraux. Quoi de mieux pour se préserver du gâtisme !

Consacrez une partie de vos congés à un séjour de remise en forme. Une semaine suffit à faire le grand nettoyage de votre corps et de vos problèmes.

Quelques idées page suivante...

LES STATIONS-SANTÉ POUR VOUS REMETTRE EN FORME :

Pour perdre quelques kilos :
BRIDES-LES-BAINS, CONTREXEVILLE.

Pour vous initier à la diététique :
EUGÉNIE-LES-BAINS, SAINT-MALO, THONON, VALS-LES-BAINS.

Pour faire le plein de chlorophylle :
CHAUDES-AIGUES, GRÉOUX-LES-BAINS, SAILLES-DE-BÉARN, SAINT-HONORÉ-LES-BAINS, SAINT-NECTAIRE.

Pour côtoyer les vedettes :
BIARRITZ, DAX, QUIBERON.

Pour vous refaire une beauté :
DEAUVILLE (BIOTHERM), LA LÉCHÈRE, LA ROCHE-POSAY, MOLITG-LES-BAINS.

Pour surveiller votre cœur :
CHARBONNIÈRES-LES-BAINS.

Pour surveiller votre dos :
VICHY.

Pour vivre la cure en famille :
BALARUC, DIGNE, ÉVIAN, LA BAULE.

Pour vivre une cure élégante :
CHATEL-GUYON, DIVONNE, PORTICCIO.

Pour emmagasiner du tonus :
CARNAC, PERROS-GUIREC, LILLE (APOGÉE À LOMPRET), ROSCOFF, SAINTE-MARIE-DE-RÉ, LE TOUQUET (THALAMER).

Pour vivre la cure au soleil :
CAP D'AGDE, PORT-BARCARÈS.

Pour marier la cure et le ski :
BAGNOLS-LES-BAINS, CAPVERN, SALINS-LES-THERMES.

Pour renouer avec le sport :
LUCHON, VITTEL.

Pour arrêter de fumer :
AIX-MARLIOZ, ALLEVARD.

Pour faire une mini-cure :
DIEPPE, ENGHIEN, TROUVILLE.

Pour en savoir plus :

SYNDICAT NATIONAL DES ÉTABLISSEMENTS THERMAUX
10, rue Clément-Marot
75008 PARIS
Tél. : 47 20 45 25

MAISON DE LA THALASSOTHÉRAPIE
128, avenue de Malakoff
75116 PARIS
Tél. : 45 00 58 00

Ou le guide des STATIONS SANTÉ de Guy DELUCHEY aux Éditions « MARABOUT ».

En Belgique :
Vous pouvez choisir de vous remettre en forme à SPA, CHAUDFONTAINE et OSTENDE.

MANAGEZ VOTRE SANTÉ PAR LE JEU ET LE SOURIRE : CES DRÔLES DE PETITES SANTÉS QUI PEUVENT NOUS ÉCHAPPER

MANAGEZ VOTRE SANTÉ PAR LE JEU ET LE SOURIRE : CES DRÔLES DE PETITES SANTÉS QUI PEUVENT NOUS ÉCHAPPER !

La santé est un tout.
Et tout nous ramène au CŒUR, CORPS, CERVEAU.
Traduisez, le temps d'une récréation, AMOUR, SEXE et FOLIE...
Et dansons au rythme d'un questionnaire par thème !

Des questionnaires pas trop sérieux par leur formulation, beaucoup plus par ce qu'ils peuvent générer de prise de conscience sur nos méprises quotidiennes.

Tout cela a été étudié le plus sérieusement du monde et avec des spécialistes, s'il vous plaît !

Agnès DROUOT L'HERMINE, gérante de sa propre agence matrimoniale, m'a ouvert les voies des hommes et femmes de cœur d'aujourd'hui...

Son agence trois étoiles ne fait que dans le haut de gamme : cadres, cadres supérieurs...

Supérieurement brillant, celui qui lui confie en toute simplicité, lors de son premier rendez-vous : « Vous comprenez, j'ai tant d'amour à donner... » Vous voyez, un cœur vide, c'est presque plus touchant qu'un cœur qui saigne, moins naturel en tous les cas !

Ni l'un ni l'autre ne vous tente, reste à cueillir quelques bonnes résolutions pour avoir la santé du cœur.

Le sexe alors pourra s'épanouir pleinement. Le Docteur Michèle DELAVAL-ZIMNY est venue à ma rescousse pour un sujet sur lequel je lui ai avoué avoir du mal à m'étendre. « *C'est une erreur* » m'a-t-elle répondue, forte de ses compétences en sexologie... « *On appelle bien un chat, un chat ; ce n'est pas bien compliqué de mettre tout ça au féminin... et pour ces messieurs, un sexe est un sexe ! Pas de quoi s'en faire un monde ! Ni paniquer au moment où l'on ne devrait penser qu'au plaisir partagé... Un peu de confiance, beaucoup de bon sens, fini les tabous, à vous tous les atouts...* »

Attention, ne virez pas à la folie ! La folie a fait son nid dans l'arbre du génie. Que d'oiseaux rares s'y sont nichés... Musset y couvait une double personnalité. César et Napoléon volaient d'hallucinations en hallucinations. Dante roucoulait mégalo et Jean-Jacques Rousseau, parano, se volait tout seul dans les plumes... Par courtoisie, je n'ai pas remonté l'histoire jusqu'à nos jours... La leçon d'actualité m'étant servie par le Docteur BASSEGUY, psychiatre. « *La folie est le ratage social du génie.* »

La leçon de moralité : petite graine de folie, si on se « plante » risque de pousser bien vite... Cultivez-la donc en suffisance pour jardiner des idées fraîches, mais méfiez-vous des herbes folles !

AVEZ-VOUS LA SANTÉ DU CŒUR ?

« Trouver l'équilibre affectif pour s'investir à fond professionnellement ! » prêchent les YUPPIES et leurs homologues français.
Tant et tellement pressés de régler la première affaire, ils se casent avec plus ou moins de bonheur pour passer à la seconde...

Le Business leur donne alors joies, peines, bonheur, frissons et emmerdes... Son analogie avec l'amour ferait presque oublier l'Amour...

Après tout, si ça fait double usage !

Dame Nature n'aime pas être contrariée... Elle a conçu l'homme pour être l'alter ego de la femme, et la femme pour être l'alter ego de l'homme.

Dame Nature n'aime pas les interprétations erronées. Elle sévit même... Avez-vous entendu parler de la maladie des YUPPIES, ces jeunes arrivistes forcenés, dévoyés de l'amour par le travail et le mirage de la réussite ? Quelle réussite au fait ?

Dame Nature a frappé. Plus de 4 millions de ces YUPPIES ont récemment disjoncté. Ils souffrent d'une déprime profonde, d'une apathie généralisée, d'une incapacité à réagir, à éprouver la moindre émotion, la moindre motivation. C'est le « black-out » chez ces ex-foudres-du-business ?

Parons-nous avant que l'Amérique ne refoule chez nous cette triste épidémie. Amour, amour, si je te voue une belle tranche de vie, te dévoueras-tu pour la garder tout entière en santé ?

Il y a trente-six manières d'aimer... On peut aimer « papillon », aimer « absolu », aimer « fleur bleue »... et l'amour peut vous le rendre de toutes les façons !

L'important, c'est d'aimer.
L'aventure de la vie commence là !

La réussite de votre vie professionnelle justifie-t-elle la castration amoureuse ?

1. Oui, à chaque époque ses plaisirs. Je suis performant aujourd'hui, je serai amoureux demain.
2. Non, je dois marcher sur mes deux jambes !
3. Pour rien au monde, l'amour d'abord...

L'image de l'être aimé vous assaille-t-elle à des moments incongrus ?

1. Ah non, il ou elle ne va pas m'agacer en plein bilan, ce n'est pas le moment !

2. Ça peut m'arriver, mais je maîtrise assez.
3. Oui, je laisse alors tout en plan et lui téléphone.

Faites-vous des cadeaux ?
1. Non, ou alors si... quand j'ai un peu trop tiré sur la ficelle !
2. Oui, j'aime lui faire plaisir.
3. Je ne peux pas voir un sucre d'orge sans demander un emballage cadeau !

Faites-vous des compliments ?
1. Ah ça, jamais ! Il (ou elle) s'y croirait !
2. Normalement. Les jours où le soleil brille !
3. Un maximum, il n'y a pas de mal à se faire du bien ! Quand j'ai épuisé mon vocabulaire, je change de support.

Écrivez-vous des lettres d'amour ?
1. Pour lui dire quoi d'ailleurs ?
2. À quoi ça servirait, c'est évident : je l'aime.
3. Une lettre, non, mais des petits mots... Je lui en colle partout sous les essuie-glaces, sous l'oreiller, trempés dans son café...

Pratiquez-vous encore la politique de l'imprévu ? (Concert, théâtre, week-end à ...)
1. Oui, si ça m'arrange.
2. Merci de me le rappeler, c'est une bonne idée.
3. Oh oui, systématiquement !

Comment vous remettez-vous d'une histoire d'amour ?
1. Si on me quitte, c'est qu'on n'a rien compris à ma valeur. Tant pis pour l'autre.
2. C'est un tremplin pour en vivre une autre.
3. Rien de plus émouvant que de se faire consoler ailleurs !

Pour vous, le plus beau couple d'amoureux, c'est ?
1. Don Juan et lui-même.
2. Montand et Signoret.
3. Sacha Guitry et les autres.

Vous totalisez :

Un maximum de 1 :

Voyez ce qui est arrivé à vos cousins d'Amérique et songez, tant qu'il est encore temps, à « investir » plutôt dans le cœur, que dans la pierre !

Un maximum de 2 :

Bravo : vous goûtez à l'harmonie. Vos dépenses énergétiques en amour semblent compensées par les recettes ! Mathématiquement, vous avez tout juste pratiquement un petit air de fête ne gâcherait rien !

Un maximum de 3 :

Belle jeunesse, bel effort, joli papillon ou fleur bleue, vous y croyez encore et toujours, mais attention, chaque fois avec un peu moins d'énergie ! Assaisonné au piment du véritable amour, vous pourriez vous faire dévorer tout cru !

AVEZ-VOUS LA SANTÉ SEXUELLE ?

Dans le petit cœur d'or de notre triangle :

Corps - Cœur - Cerveau

se loge le grand S du mot Santé.

Le grand S, malgré ses courbes et ses virages, s'ennuyait dans son triangle doré.

Pour assurer son service, il exigea de n'être plus seul.

Il s'acoquina avec un autre « S » de fort belle compagnie, aux formes et aux dérapages incontrôlés ! Pas fascistes pour deux sous, tous deux partirent en croisade pour l'équilibre, l'harmonie et l'épanouissement.

Un combat S.S., très tendre joué à rideaux fermés...

La Santé offrait ses charmes à la Sexualité qui le lui rendait bien.

S.S. = SANTÉ/SEXUALITÉ = MÊME COMBAT

Un peu plus loin, à guichets ouverts, à guichets bondés, se livrait un autre combat. Plus sanglant celui-là, il saignait les caisses de l'État. Sous les mêmes initiales se cachaient d'autres combattants.

S.S. = SÉCURITÉ SOCIALE

Nos bons S.S. fomentèrent l'idée d'envoyer en l'air leur SoSie. Comme ça, pour le plaisir... Condamner la France des mal baisés au doux plaisir d'une sexualité épanouie, la santé suivrait, les remboursements chuteraient...

Par cette idée alléchés, les seconds S.S. déclarèrent qu'ils se prononceraient — administration oblige — après sondage !

Ainsi sondage fut fait. Contentant les deux parties, il prit le doux nom de QUIZ. Avec un Q comme ... et un Zizi au bout... Ce qui fit beaucoup rire les cols blancs.

La règle du jeu était respectée ; à savoir permettre aux lecteurs de déterminer les stress nocifs de leur sexualité et glaner entre les lignes quelques conseils pratiques.

Tout était pour le mieux dans le meilleur des mondes. Nos S.S./S.S. signèrent un pacte sur le S du mot Sourire...

Et voici le fameux QUIZ.

Pensez-vous que votre virilité se mesure à la longueur de votre sexe?

OUI NON

Le point de vue du sexologue :

Petite verge deviendra grande si l'amour et le bonheur lui prêtent force. Et qu'importe hauteur, largeur ou diamètre quand seul le plaisir compte...

Y a-t-il des périodes plus propices à l'amour?

OUI NON

Le point de vue du sexologue :

Biologiquement, les périodes d'ovulation activent le désir. Un conseil Mesdames, Messieurs : accordez vos violons...

Sentez-vous mieux l'amour parfumé ou au naturel?

PARFUMÉ NATUREL

Le point de vue du sexologue :

Au fait, comment reconnaissez-vous votre partenaire d'un ou d'une autre de la même marque? Vivement que CHANEL N° 5 soit remplacé par « Ovulation + 5 »...

Savez-vous que les parfumeurs étudient de très près les odeurs naturelles? Et que les petites culottes déjà portées se vendent au noir dans les prisons?

Êtes-vous stressé quand une femme repousse un rendez-vous?

OUI NON

Le point de vue du sexologue :

Dans les relations illégitimes, la plupart des femmes en période de règles repoussent sous un quelconque prétexte leur rendez-vous. Loin d'elles l'idée de vous berner! Tout juste celle d'assurer votre confort, la blancheur et sobriété de vos draps. Et si ça n'était que ça? Stress inutile...

Et vous, Mesdames, s'il annule ?

OUI NON

Le point de vue du sexologue :

Ces Messieurs aussi ont le droit d'être « indisposés »... Fièvre au boulot, poussée d'humeur, viol du percepteur, ou voiture capricieuse... Au bénéfice du doute, accordez-leur une seconde chance, surtout pour vous !

Pensez-vous que l'amour soit meilleur dans la chambre à coucher ou dans la cuisine ?

OUI NON

Le point de vue du sexologue :

Depuis l'avènement des plats préparés, il faut bien reconvertir l'espace « cuisine ». Idéal pour mitonner les préparatifs qui plaisent tant aux femmes ! Mais n'importe quel endroit pourrait s'y prêter, pour autant que cela n'enfreigne pas les lois. L'imagination est le plus sûr garant du plaisir !

Pensez-vous que la femme ait un mode d'emploi qui lui soit personnel ?

OUI NON

Le point de vue du sexologue :

Il faut distinguer les zones érogènes secondaires et primaires.

Les femmes font souvent preuve d'originalité au niveau des secondaires, les primaires étant évidentes. Mais ne sautez pas la marche... Le plaisir est aussi dans l'escalier.

Pensez-vous que l'homme fasse l'amour uniquement avec son sexe ?

OUI NON

Le point de vue du sexologue :

Savez-vous qu'une femme en cinq mots a le pouvoir de castrer un homme ?

Ex. : « *Au fait chéri, quand repeins-tu le plafond ?* » ou « *As-tu promené le chien ?* »

Mesdames, pensez-y, vous possédez sur le bout de la langue une fabuleuse arme antiviol.

Pensez-vous que l'alcool et l'amour fassent un heureux mariage ?

OUI NON

Le point de vue du sexologue :

Si un petit verre lève bien des inhibitions, deux prêtent même l'esprit, trop vous offre une quasi-garantie d'impuissance ou de sommeil.

Boire ou vous éconduire sur les sentiers de l'amour, sachez choisir.

Et que tous vos sens encensent l'amour !

Les conseils du sexologue :

L'OUÏE : Douces à fondre ou érotiquement « smart », les paroles ont leur mot à dire dans le plaisir !

LA VUE : Du beau, du beau ou du porno : livres, ciné, vidéo.

L'ODORAT : À votre bon plaisir, naturel ou épicé en évitant les « déodorants-tue-l'amour » !

LE TOUCHER : De la volupté des draps au velours de la peau, caresses par-ci, caresses par-là, beaucoup, beaucoup...

LE GOÛT : Le goût du fruit pas forcément défendu !

AVEZ-VOUS LA SANTÉ MENTALE ?

Ce flot de questions, pour ouvrir les vannes de la créativité sans se laisser submerger par un torrent de folie...

Testez-vous, êtes-vous bien comme vous êtes ?

Êtes-vous collé à la paroi d'une montagne de principes, contraintes et devoirs ?

Escaladez-vous avec un peu de recul, beaucoup d'authenticité et de plaisir ?
Ou gelé sur le plus haut sommet, souffrez-vous de la solitude et de l'incompréhension ?

Vous arrive-t-il de penser que vous êtes fou ?
1. Non, je fais tout pour éviter cela.
2. Oui, je trouve le monde plus drôle ainsi.
3. Oui, je souffre d'un décalage.

Vous dit-on parfois que vous êtes fou ?
1. Non, heureusement jamais.
2. Oui, avec un brin de tendresse.
3. Oui, avec un accent de sévérité.

Pensez-vous que les poètes sont fous ?
1. Oui, d'ailleurs, je ne les imagine pas sachant faire autre chose !
2. Oui, ça fait partie de leur talent !
3. Non, mais ils sont souvent incompris !

Pensez-vous que les fous du roi étaient :
1. Des pique-assiettes !
2. Des pousse-à-penser !
3. Des éminences grises !

Pour vous, le plus court chemin d'un point à un autre, est-ce la ligne droite ?
1. Bien sûr, c'est imparable !
2. Espace-lieu sans doute... Espace-temps, mieux vaut souvent un petit détour par les étoiles !
3. Ça dépend du nombre de nœuds et de la façon dont elle est tricotée !

Pour vous une tomate, c'est ?
1. Un éternel problème de classification, fruit ou légume.
2. Du ketchup !
3. Un ballon rouge !

La défonce et les angoisses ?
1. Vous les combattez farouchement.
2. Vous flirtez avec elles.
3. Vous ne carburez qu'à cela.

Le réel ?
1. Votre lot quotidien.
2. Un point d'appui.
3. Un terrain miné de banalité.

Vos rêves ?
1. Une drôle d'histoire à classer une fois debout.
2. Une bouffée d'air frais.
3. Un mode de vie.

Et l'on pourrait s'amuser comme cela longtemps :
— La vie ?
— La fortune ?
— La réussite ?
— Les poissons rouges ?
— Le lys blanc ?
— Et indéfiniment...

Une question, c'est quoi d'ailleurs au juste ?

1. Un problème.
2. L'appel à une ou des réponses.
3. Juste une façon de voir le monde ?

Donnons raison aux deux dernières propositions...

3... « Juste une façon de voir le monde... »

Parce que la diversité des individus, la variété des paysages, des cultures, vaut bien que de temps à autre l'on troque les œillères de la certitude contre une paire de lunettes kaléidoscopiques...

2... « L'appel à une ou des réponses... »

Les réponses vous appartiennent, voici juste quelques pistes...

Vous totalisez :

Un maximum de 1...

De deux choses l'une : ou vous pratiquez l'humour au second degré, ou vous êtes passablement insipide... L'ennui dans la vie vous menace plus que la folie... Méfiez-vous en vieillissant, moyens et principes se rigidifient... De la sclérose à l'obsession maniaque !

Allez... respirez ! Un peu de vent, de légèreté !

Un maximum de 2...

Ou vous êtes emprunt de la lecture de « Créatif de choc » (paru aux Éditions Businessman/Albin Michel) ou vous avez réellement la tête dans les nuages et les pieds sur terre. Ce bel art de vivre s'appelle équilibre.

Précaire, comme tous les équilibres !

Un maximum de 3...

Ou vous forcez un peu votre personnage ou vous jouez avec le feu.

L'éloge de la folie, d'accord... Mais dur à vivre lorsque vous vous isolez au royaume de la pathologie. Lorsque le ciel tombe sur la tête de vos rêves les plus fous.

MORALITÉ : SOYONS SAGE, AVEC FOLIE !

CONCLUSION

° 600 milliards de cellules.

° 100 millions de récepteurs dans les yeux.

° 24 millions de fibres dans les oreilles.

° 200 os.

° 600 muscles.

° 10 km de fibres nerveuses.

° 100 000 km de vaisseaux qui s'acheminent vers le cœur.

° 600 litres de sang pulsés par jour.

Tout cela est à vous et à vous seul.
Vous êtes un merveilleux capital.

Ne vous dilapidez pas !
Investissez-vous dans le bien-être !
Bref, aménagez votre vie, ménagez-vous et... managez votre santé !

Et si vous commenciez tout de suite ?

TABLE DES MATIÈRES

Dans la collection

BUSINESSMAN / ALBIN MICHEL

Stephanie Winston
ORGANISEZ VOTRE TRAVAIL
POUR MIEUX GAGNER

Gerard Nierenberg
TOUT NÉGOCIER POUR RÉUSSIR

Gerard Nierenberg/Henry Calero
LISEZ DANS VOS ADVERSAIRES
À LIVRE OUVERT

Roger Von Oech
CRÉATIF DE CHOC !

Michael Doyle/David Straus
RÉUNIONS, MODE D'EMPLOI

Robert Kelley
LA GÉNÉRATION DE L'EXCELLENCE

Robert Ringer
RÉUSSIR PAR L'INTIMIDATION

Mitchell Deutsch
BANZAÏ !
LE DÉFI JAPONAIS

Reiner Selz
150 IDÉES LUCRATIVES

Olivier Protard/Pierre-Alain Szigeti
LE GUIDE DU SAVOIR-VIVRE
EN AFFAIRES

James Cook
DEVENEZ L'ENTREPRENEUR QUI GAGNE

Russell Miller
L'HISTOIRE EXCESSIVE DE PLAYBOY

Harmon/Jacobs
LES SECRETS DES MEILLEURES
ENTREPRISES AMÉRICAINES

Patrick Turbot
AMERICA

Robert Heller
LES SUPERMANAGERS

Gerald C. Meyers
LES 9 FLÉAUX
QUI MENACENT VOTRE ENTREPRISE

Robert B. Cialdini
INFLUENCE

Dans la collection

UNE HISTOIRE VRAIE
QUI SE LIT COMME UN ROMAN

R. Foster Winans
WALL STREET

Nayak/Ketteringham
12 IDÉES DE GÉNIE
AUXQUELLES PERSONNE NE CROYAIT

C. Moch/V. Virga
LES PLUS BEAUX CONTRATS DU SIÈCLE

Dans la collection

LES BUSINESSGUIDES

Martin John Yate
COMMENT TROUVER UN EMPLOI
ET SE FAIRE EMBAUCHER

Herb Cohen
SACHEZ NÉGOCIER EN TOUTES OCCASIONS

Hawkins/Turla/Tavéra
TESTEZ VOTRE Q.I. D'ENTREPRENEUR
TESTEZ VOTRE PROJET

James Wagenvoord
SOIGNEZ VOTRE STYLE
ET SÉDUISEZ MÊME VOS ADVERSAIRES

Chase Revel
100 IDÉES POUR SE METTRE A SON COMPTE

Cet ouvrage a été composé par Charente-Photogravure
à Angoulême et achevé d'imprimer
par Aubin Imprimeur à Ligugé
pour First, Inc
en octobre 1987

N° impression : L 25710 - N° édition : 06
Dépôt légal : novembre 1987

Imprimé en France